# 전화 번호

엄마 직장번호: _____

아빠 직장번호: _____

이웃 이름: _____
   전화번호: _____

베이비시터 이름 _____
   전화번호: _____

학교 이름: _____
   전화번호: _____

학교 이름: _____
   전화번호: _____


기타 전화번호:

이름: _____
   전화번호: _____

이름: _____
   전화번호: _____

이름: _____
   전화번호: _____

이름: _____
   전화번호: _____

이름: _____
   전화번호: _____

# 아이가 아플 때를 대비한 효과적인 대처법

## 쉽게 읽고 • 쉽게 사용할 수 있는 가이드

Gloria Mayer, R.N.

Ann Kuklierus, R.N.

Institute for Healthcare Advancement
501 S. Idaho Street, Suite 300
La Habra, California 90631

09 08 07 06     5 4 3 2 1
ISBN: 0-9720148-3-7

# 독자들에게

이 책은 어린이를 보살펴야 하는 엄마, 아빠들과 그 외 다른 이들을 위한 책입니다. 우리는 이 책이 당신의 자녀들을 안전하고 건강하게 지키는데 도움이 되기를 바랍니다.

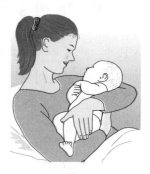

## 다음은 이 책을 구입한 후 해야 할 몇 가지 사항들 입니다.

- 이 책의 앞 부분에 전화번호들을 기재하십시오. 이 책을 쉽게 찾을 수 있는 곳에 두십시오.

- vi-x페이지를 보시면, 이 책에 어떤 내용들이 수록되어 있는지 알 수 있습니다.

- 2-8 페이지의 안전 수칙들을 읽고 실천하십시오.

- v 페이지를 보시면 의사에게 어떤 경우에 연락해야 하는지에 대한 정보가 나와 있습니다.

- 이 책을 매일 몇 장 씩 읽으십시오. 아이가 아플 때 적절히 대처하는 데에 도움이 될 것입니다.

- 심폐소생술(CPR) 교육을 받으십시오. 아이의 호흡이나 심장이 멎었을 경우 그리고 질식할 경우 어떻게 해야 하는지 배울 수 있습니다. 가까운 지역의 병원, 미국 심장 협회, 미국 적십사사 등에 전화해서 어디에서 이 교육을 받을 수 있는지 알아보십시오.

- 이 책의 뒷부분에 어휘 목록이 있습니다. 이 목록에는 몇 가지 어휘들의 뜻이 나와 있습니다.

# 독자들에게

어린이들을 치료하고 돌볼 수 있는 교육을 받은 의사들과 간호사들이 이 책을 읽었습니다. 이 책을 읽은 의사들과 간호사들은 이 책에 담긴 정보에 동의합니다. 그들은 이 책의 정보가 안전하고 도움이 된다고 생각했습니다.

그러나 **각 아동마다 나름대로의 특성이 있습니다.** 이 책에 담긴 어떤 내용들은 당신의 아이에게 맞지 않을 수도 있습니다. 어린아이를 돌보는 어머니, 아버지 또는 베이비시터는 언제 의사에게 연락을 하거나 언제 병원에 가야 하는지 결정해야 합니다. 당신의 아이가 아픈 상태이고 이 책에 나온 조언에 대해 의심이 가거나 질문사항 혹은 우려가 있을 경우, 즉시 담당 의사에게 연락하십시오. 항상 담당 의사나 간호사의 지시사항에 따르십시오.

# 의사 혹은 병원에 언제 연락해야 하나

경우에 따라 곧바로 의사에게 연락하거나 도움을 요청해야 할 때가 있습니다. 다음은 그러한 경우 중 몇 가지의 예입니다.

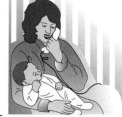

- 아이가 숨쉬기 힘들어 할 때.
- 출혈이 멎지 않고 계속될 때.
- 아이가 다쳐서 사망할 위험이 있다고 생각될 때.
- 아이의 소변이나 대변에 피가 섞여 있을 때.

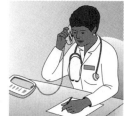

- 기침하거나 토하면서 피가 나올 때.
- 설사를 하거나 6시간 동안 소변을 보지 않았을 때.
- 아기 머리 위의 부드러운 부분(대천문)이 위로 튀어나와 보이거나 아래로 움푹 들어가 보일 때.
- 아이의 귀에 통증이 있거나 귀에서 액체, 고름이나 피가 나올 때.
- 아이가 삼키기 힘들어 하거나 먹지 않으려고 할 때.
- 아이에게 열이 있으면서 동시에 목이 뻣뻣할 때.
- 생후 2개월 미만의 아기가 열이 화씨 100.2도 이상일 때 (항문 측정).
- 생후 2개월에서 6개월 사이의 아기가 열이 화씨 101도 이상일 때 (항문 측정).
- 생후 6개월에서 2살 사이의 아기가 열이 화씨 103도 이상일 때 (항문 측정).

위의 상황들이 의사에게 즉시 연락하거나 바로 도움을 청해야 하는 상황들의 소목록입니다. 이 책을 읽으면 의사나 간호사에게 연락해야 하는 다른 경우에 대해 알 수 있습니다.

# 이 책의 내용들

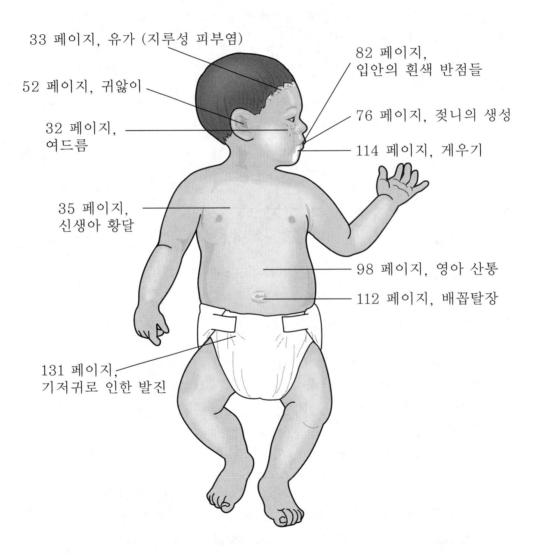

# 이 책의 내용들

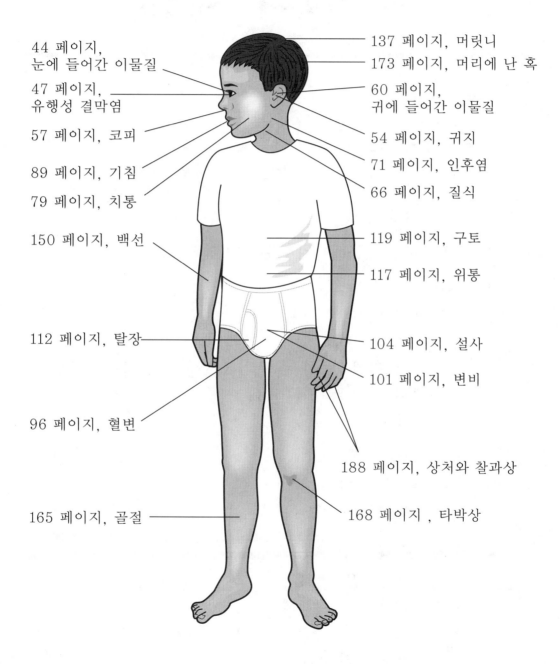

# 이 책의 내용

# 이 책의 내용

# 이 책의 내용

# 안전 수칙    1

## 노 트

_____

_____

_____

_____

_____

_____

_____

_____

_____

_____

_____

_____

_____

_____

# 안전 수칙

## 무엇인가요?

안전 수칙은 아이를 안전하게 지키기 위해 할 수 있는 일입니다. 많은 어린이들이 사고로 인해 크게 다치거나 사망하기도 합니다. 현명한 선택을 하십시오. 다음에 명시된 수칙들을 지켜서 아이를 안전하게 보호하십시오.

## 뼈가 골절되는 것을 예방하기 위해서 무엇을 할 수 있을까요?

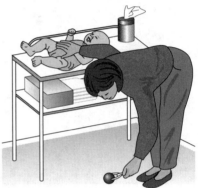

- 어린 아이는 단 몇 초라도 높은 곳에 혼자 두지 마십시오. 높은 장소에는 소파, 기저귀 가는 테이블이나 쇼핑카트도 포함됩니다. 아이가 떨어져 심하게 다칠 수 있습니다.

- 요람의 난간을 아기의 턱 부분까지 올라오게 항상 세워 두십시오.

- 보행기는 사용하지 마십시오. 아기가 균형을 잃고 넘어지거나 안전문(safety gate)을 뚫고 나갈 수 있습니다.

- 집 안의 창문마다 안전 잠금장치를 설치하십시오. 아이가 창문을 열고 밖으로 떨어질 수 있습니다.

## 화상의 위험을 예방하기 위해서 어떤 것을 할 수 있을까요?

- 성냥과 라이터를 아이들의 손이 닿지 않는 곳에 보관하십시오. 아이들에게 성냥이나 불을 낼 수 있는 다른 물건을 갖고 놀면 안된다고 가르치십시오.

# 안전 수칙

- 연기 탐지기를 모든 침실과 복도에 설치하십시오. 연기 탐지기를 매달 점검하십시오. 매 4-6 개월마다 새 배터리로 교체하십시오.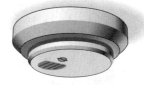

- 집에 비치할 소화기를 구입하십시오. 소화기를 사용하기 좋은 장소에 두십시오. 소화기 사용법을 알아두십시오.

- 아이들의 옷에 불이 붙었을 경우, 하던 것을 멈추고 땅에 빨리 몸을 던져서 몸을 굴리도록 아이들에게 가르치십시오.

- 온수기의 온도를 화씨 120도에 고정시켜 놓으십시오. 물의 온도가 그보다 높을 경우, 아이들이 수도 꼭지에서 나오는 매우 뜨거운 물에 의해 화상을 입을 수 있습니다.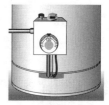

- 아이를 욕조에 넣기 전에 욕조의 물이 너무 뜨겁지 않은지 확인하십시오. 팔꿈치를 욕조물에 넣어서 얼마나 뜨거운지 확인하십시오.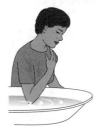

- 아이들을 스토브, 다리미, 고대기 등으로부터 떨어져 있게 하십시오. 사용하지 않는 전기기구는 끄고 전선을 뽑으십시오.

- 아이들은 손을 뻗어 물건을 움켜잡는 것을 좋아합니다. 냄비 손잡이를 돌려놓아 아이들이 잡지 못하게 하십시오.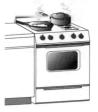

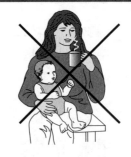

- 커피와 같은 뜨거운 음료수를 마시는 동안 절대로 아이를 안고 있지 마십시오.

- 절대로 아이를 안은 상태로 스토브에서 요리를 하지 마십시오.

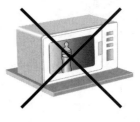

- 아이의 음료수 병이나 음식은 절대로 전자렌지를 사용해서 가열하지 마십시오. 그럴 경우, 어떤 부분들은 너무 뜨거워져서 아이가 화상을 입을 수 있습니다.

- 화재가 발생했을 경우, 어떻게 해야하는지 자녀들에게 가르치십시오.

## 질식을 예방하기 위해서 어떤 것을 할 수 있을까요?

- 아기들과 어린이들은 다음과 같은 음식들에 의해 목이 막힐 수 있습니다.
  - 팝콘
  - 땅콩
  - 껌
  - 포도
  - 핫도그
  - 건포도
  - M&M 같은 작고 딱딱한 캔디
  - 익히지 않은 야채

- 어린 아이들에게 작고 딱딱하며 동그란 음식을 주지 마십시오.

- 아이들은 아래와 같은 것들로 인하여 질식할 수 있습니다.
  - 풍선
  - 체리 씨
  - 시계 배터리
  - 동전
  - 오렌지 씨

4

- 아이들에게 음식을 잘 씹도록 가르치십시오. 핫도그, 포도, 생야채와 같은 음식은 매우 작은 조각들로 자르십시오.

- 아이들이 먹을 동안 지켜보십시오.

- 아이가 입 안에 음식을 넣은 채 뛰지 않도록 하십시오.

- 모든 장난감들을 점검하여 잡아당겨서 뺄 수 있는 작은 부속품들이 있는지 여부를 확인하십시오.

- 어린 아이들에게는 아래 보다 작은 크기의 부품이 있는 장난감은 주지 마십시오.

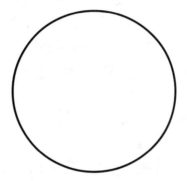

- 아기의 고무 젖꼭지에 갈라지거나 금이 간 곳이 있는지 확인하십시오. 2-3개월에 한 번씩 새 고무 젖꼭지를 사십시오.

- 아이에게 입 안에는 음식만 넣도록 가르치십시오.

## 아이가 물에 빠지는 것을 예방하기 위해서 어떤 것을 할 수 있을까요?

- 어린 아이는 양동이에 담긴 물처럼 매우 적은 양의 물 속에서도 익사할 수 있습니다. 물을 양동이에 담은 채 그냥 놔두지 마십시오. 아기 수영장을 사용하지 않을 때는 물을 빼 놓으십시오.

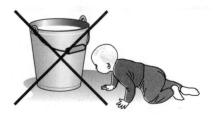

# 안전 수칙

- 어린 아이는 변기 물에 빠져서도 익사할 수 있습니다. 항상 뚜껑을 닫고 고리를 채워 놓으십시오. 화장실 문을 잠그거나 차단문을 사용하여 아기가 화장실에 들어가지 못하게 하십시오.

- 절대로 아이를 물 가까이 혼자 두지 마십시오. 단 몇 초라도 위태로운 상황을 만들지 마십시오.

- 아이를 욕조에 혼자 남겨두지 마십시오. 몇 초라도 위태로운 상황을 만들지 마십시오.

- 수영장, 스파, 연못과 기타 물이 고여있는 곳 주위에 울타리를 설치하십시오.

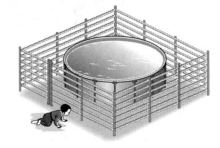

- 수영은 4세 이상의 아이에게 가르치고, **항상 아이 곁에 있도록 하십시오.** 수영을 할 수 있는 아이도 익사할 수 있습니다.

- 아이가 물가에 혼자 가지 않도록 가르치십시오.

- 아이에게 항상 어른과 함께 수영하도록 가르치십시오.

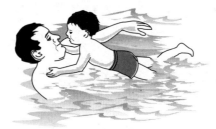

# 안전 수칙

## 머리 부상을 예방하기 위해서 어떤 것을 할 수 있을까요?

- 머리 부상의 위험이 있는 스포츠를 할 때는 항상 아이에게 헬멧을 씌워주십시오. 여기에는 자전거 타기, 롤러블 레이드, 스케이트 보드, 스쿠터 타기 가 포함됩니다. 헬멧은 아이의 앞이마를 덮어야 합니다.

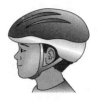
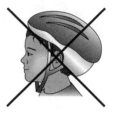

- 아이를 차의 뒷자석에 앉게 하십시오. 뒷좌석이 아이에게 가장 안전한 곳입니다. 운행 중인 차 안에서는 아이를 항상 카시트(car seat)에 앉히거나 안전 벨트를 해주십시오.

- 차 조수석 쪽에 에어백이 있을 경우, 아이를 **절대로** 앞좌석에 앉히면 안됩니다.

- 사용할 카시트는 아이의 나이와 체중에 따라 달라지게 됩니다.

  - 아기 몸무게가 20파운드가 될 때까지는 신생아용 카시트 (infant car seat)에 앉히십시오. 카시트는 차 뒷쪽을 향하도록 설치해야 합니다. 카시트는 뒤로 기울어저 있어야 합니다.

  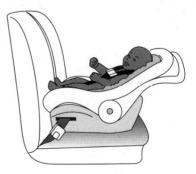

  - 체중이 20파운드가 넘고 **한 살이 된** 아기는 유아용 카시트(toddler car seat)에 앉히십시오. 카시트는 차 뒷쪽을 향하도록 설치해야 합니다.

- ■ 아이를 언제부터 아동용 안전시트(booster seat)에 앉혀야 하는지는 주법에 명시되어 있습니다. 담당 의사나 간호사와 상의하십시오.
- 아이가 떨어질 수 있는 높은 장소에 절대로 아이를 혼자 두지 마십시오.
- 요람의 난간을 아기의 턱 부분까지 올라오게 항상 세워 두십시오.
- 안전문을 설치해서 아이가 계단에 접근하지 못하게 하십시오.
- 계단 쪽으로 향하는 모든 문들을 잠그십시오.
- 절대로 아기를 흔들거나 때리지 마십시오. 아기의 뇌는 매우 약합니다. 흔들면 아기를 다치게 하거나 심지어 죽게 할 수도 있습니다.

## 독성 물질에 중독되는 것을 예방하기 위해서 어떤 것을 할 수 있을까요?

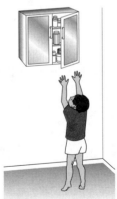

- 아동보호용 뚜껑이 달린 약을 사십시오.
- 약과 비타민을 아이의 손이 미치지 않는 곳에 보관하십시오.
- 외부 사람들이 당신의 집을 방문할 경우, 어떤 약을 소지하고 있는지 질문하십시오. 그들의 약을 아이의 손이 미치지 않는 곳에 보관하십시오.
- 절대로 아이들에게 약이 캔디라고 말하지 마십시오.

- 아이에게 약을 줄 때마다 라벨을 잘 읽으십시오. 밤에 많은 실수를 하게 됩니다. 불을 켜고 약병의 라벨을 잘 살펴보십시오.

- 아이에게 다른 사람의 약을 주지 마십시오.

- 모든 청소용 제품들과 다른 독성 물질을 자물쇠가 잠겨진 캐비닛 안에 보관하십시오. 아이가 그런 것들을 먹을 수 있습니다. 비누, 청소용품 또는 다른 유사한 물품들을 부엌이나 화장실 싱크 밑에 보관하지 마십시오.

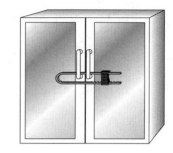

- 모든 약물은 원래 용기에 보관하십시오. 독성 물질을 음식물을 담는 용기나 병에 넣어 보관하지 마십시오.

- 아이가 낡은 페인트 칠을 벗겨 먹지 못하게 하십시오. 그렇게 할 경우, 아이는 납 중독에 걸릴 수도 있습니다.

- 표백제와 암모니아 같은 청소용 세제를 절대로 혼합하지 마십시오. 그렇게 하면 독한 가스가 발생하여 매우 위독하게 만들 수도 있습니다.

## 아이를 안전하게 지키기 위해서 할 수 있는 일이 또 뭐가 있을까요?

- 절대로 아이를 차 안에 혼자 두지 마십시오. 단 몇 분이라도 위태로운 상황을 만들지 마십시오.

- 아기는 똑바로 눕혀서 재우시고, 엎드린 자세로 재우지 마십시오. 아기의 요람에 베개를 넣지 마십시오. 아기를 **절대로** 물침대에서 재우지 마십시오.

- 아기들과 어린 아이들은 물건을 움켜쥐는 것을 좋아합니다. 아기가 요람 안으로 끌어들일 수 있는 물건들로부터 요람이 멀리 떨어져 있도록 하십시오. 여기에는 블라인드, 커튼, 커튼 줄 등이 포함됩니다.

- 모든 종류의 끈이나 줄들은 아이들의 손이 닿지 않는 곳에 보관하십시오. 어린이는 끈을 자신의 목에 감아 죽을 수 있습니다. 아이가 줄을 잡아 당겨서 자신의 머리에 물건이 떨어지게 할 수도 있습니다.

- 모든 콘센트는 플라스틱 안 전 커버로 덮으십시오.

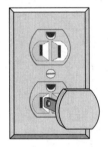

- 아이들에게 물을 만지면서 동시에 전기 스위치나 전기 기구를 만져서는 안된다는 것을 가르치십시오.

- 날카로운 물건들은 아이들의 손이 닿지 않는 곳에 보관하십시오. 그런 물건들에는 칼, 바늘, 핀, 못 등이 포함됩니다.

- 플라스틱 주머니들은 아이들의 손이 닿지 않는 곳에 보관하십시오.

- 가구의 날카로운 모서리들은 전부 감싸 주십시오.

# 아픈 아이 돌보기  2

**노 트**

_____
_____
_____
_____
_____
_____
_____
_____
_____
_____
_____
_____
_____

# 아이가 열이 있는지 확인하는 방법

## 어떻게 알 수 있나요?

열이 난다는 것은 체온이 높다는 뜻입니다. 대부분의 아이들의 경우, 정상 체온은 화씨로 98.6도 정도입니다. 자녀가 열이 있는지 알아보기 위해서는 체온을 측정하십시오. **반드시 체온계를 사용하셔야 됩니다.** 아이를 만졌을 때 몸이 덥게 느껴져도 열이 없을 수 있습니다. 아이에게 열이 있을 경우, 14 페이지를 참조하십시오.

## 체온을 어떻게 재나요?

아이가 열이 있는지를 확인하는 데는 몇 가지 방법이 있습니다. 어떤 방법을 써야할지 잘 모를 경우 담당 의사나 간호사에게 문의하십시오.

다음은 디지털 체온계를 사용하는 방법입니다. 이 방법은 안전하고 쉽습니다.

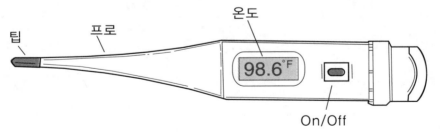

온도

팁    프로

98.6°F

On/Off

- 디지털 체온계에는 몇 가지 종류가 있습니다. 체온계에 첨부된 설명서를 읽고 사용 방법을 익히십시오. 나중에 다시 사용하기 위해서 설명서를 체온계와 함께 보관해 두십시오.

12

# 아이가 열이 있는지 확인하는 방법

- 체온계 사용방법을 모를 경우 간호사 혹은 약국 직원에게 질문하십시오.
- 디지털 체온계는 배터리로 작동됩니다. 사용하지 않을 때는 꺼두십시오.
- 디지털 체온계로 다음의 신체 부위를 이용해 온도를 잴 수 있습니다.
    - 직장 (항문)
    - 구강 (입안)
    - 팔의 안쪽 (겨드랑이)
- 직장으로 체온을 잰 후에 그 체온계를 입 안에 넣으면 안됩니다. 겨드랑이에는 그 체온계를 사용할 수 있습니다.

## 항문으로 재는 체온

- 담당 의사나 간호사에게 집에서 항문으로 체온을 측정해도 되는지 문의하십시오.
- 절대로 유리 체온계를 항문에 넣어서 체온을 재지 마십시오.
- 항문으로 체온을 재기 전에 프로브 커버(probe cover)라는 특수한 플라스틱 커버를 체온계 끝에 씌워 사용할 수 있습니다. 플라스틱 커버를 사용할 경우, 한 번 사용한 후 버리십시오.
- 체온계의 끝부분이나 플라스틱 커버에 물에 용해되는 K-Y 젤리 같은 젤을 바르십시오. 그렇게 하면 체온계를 항문에 쉽게 삽입할 수 있습니다. **바셀린이나 페트롤리움 젤리는 사용하지 마십시오.**

- 무릎 위에 아기의 배가 아래로 향하도록 눕히십시오.

# 아이가 열이 있는지 확인하는 방법

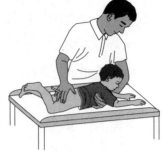

- 유아기가 지난 아이들은 기저귀 테이블이나 침대를 이용할 수 있습니다.

- 체온계의 끝이 항문 안에 ½ 인치 정도만 들어가게 삽입하십시오. 쉽게 삽입이 되어야 합니다. 억지로 밀어넣지 마십시오.

**½ 인치**

- 체온계를 손으로 잡아 적절한 위치를 유지하십시오. 아이가 움직이지 않도록 잡아주십시오. 아이가 체온계 쪽으로 몸을 굴리지 못하게 하십시오.

- 항문으로 체온을 재는 데는 1분 정도의 시간이 소요됩니다. 체온계는 온도를 읽어도 좋을 때 '삐삐' 하는 소리를 냅니다.

- 어떤 종류의 체온계들은 체온계가 적절한 위치에 있을 때 '삐' 하는 소리를 내기도 합니다. 체온계에 첨부된 설명서를 읽고 사용 방법을 익히십시오.

- 체온이 몇 도인지는 디스플레이 화면에 나타날 것입니다. 체온은 다음과 같이 읽습니다.

| 100.2 °F | 백 점 이 |

| 102 °F | 백 이 |

- 체온계 읽는 법을 반드시 배우십시오. 도움이 필요하면 의사, 간호사 또는 약국 직원에게 문의하십시오.

14

- 비누와 뜨겁지 않은 따뜻한 물로 체온계의 제일 끝과 삽입되는 부위를 씻으십시오. 체온계 전체를 물에 담그지 마십시오.

## 입(구강)으로 재는 체온

- 아이가 체온계를 혀 밑에 넣고 입을 다문 상태를 유지할 수 있으면 체온을 입으로 재십시오.

- 비누와 뜨겁지 않은 따뜻한 물로 체온계를 씻으십시오.

- 15분 동안 아이가 아무 것도 마시지 않도록 하십시오. 그리고 나서 체온을 재십시오.

- 체온계를 아이의 혀 밑에 넣으십시오. 아이가 체온계를 문 상태에서 입을 다물게 하십시오.

- 체온계가 아이의 입 안에 있는 동안은 아이 곁에 있어주십시오. 직접 체온계를 잡아주어도 됩니다.

- 입으로 체온을 재는 데는 1분 정도의 시간이 소요됩니다. 체온계는 온도를 읽어도 좋을 때 '삐삐' 하는 소리를 냅니다.

- 아이의 체온이 체온계에 나타납니다. 체온계 읽는 법은 12 페이지에 나와 있습니다.

## 겨드랑이(액와)로 재는 체온

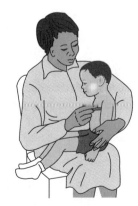

- 이 방법을 썼을 때 정확한 체온이 나오지 않을 수도 있습니다. 아이의 체온을 이 방식으로 측정할 경우, 이를 의사에게 알리십시오.

- 체온계에 첨부된 설명서를 읽고 체온계를 겨드랑이에 얼마 동안 두어야 하는지 알아보십시오.

# 아이가 열이 있는지 확인하는 방법

- 수건으로 아이의 겨드랑이 부분을 닦아주십시오. 그리고 나서 체온계의 끝부분이 겨드랑이의 중앙 부분에 오게 하십시오.

- 아이의 팔꿈치를 몸에 붙여주십시오.

- 만일 체온이 100도 이상이면 항문이나 입으로 다시 한 번 측정 하십시오.

- 체온계 읽는 법은 12 페이지에 나와 있습니다.

## 체온을 재는 방법에 대해 추가로 알아야할 것에는 무엇이 있나요?

- 디지털 체온계는 장난감이 아닙니다. 아이의 손이 닿지 않는 곳에 보관하십시오.

- 다른 종류의 체온계들도 있습니다. 어떤 체온계를 사용해야할지 결정하기 힘들 경우, 의사나 간호사에게 문의하십시오.

# 열

## 무엇인가요?

열은 체온을 입(구강)으로 측정했을 때 화씨 99-99.5도가 넘거나 항문으로 쟀을 때 화씨 100-100.5도가 넘는 경우를 의미합니다.
모든 어린이들은 열이 날 때가 있습니다. 열은 보통 감염이 됐다는 신호입니다. 대부분의 아이들의 경우, 정상 체온은 화씨 98.6도 정도입니다(구강 측정). 아이의 건강 상태가 좋을 때 체온을 측정하십시오. 그렇게 하면 아이의 정상 체온을 알 수 있게 됩니다.

## 어떤 증상이 있나요?

- 아이의 얼굴이 붉은 색일 수 있습니다.
- 아이의 피부가 뜨겁습니다. 피부가 축축할 수도 있습니다.
- 오한이 날 수도 있습니다.
- 눈이 멍해 보일 수 있습니다.
- 아이의 호흡과 심장 박동수가 빨라질 수 있습니다.
- 아이가 보챌 수도 있으며, 두통이 있을 수 있습니다.

## 집에서 무엇을 시도해 볼 수 있나요?

- 아이에게 평소보다 더 많은 양의 음료수를 마시도록 하십시오. 아이스바나 시원한 음료수가 열을 내리는 데 도움이 됩니다.

17

- 아이의 옷을 가볍게 입히십시오.
  옷을 너무 많이 입히면 열이 악화될 수 있습니다.

- 아이의 방을 시원하게 해주십시오. 히터의
  온도를 낮추십시오. 방이 더우면 선풍기를
  사용하십시오.

- 아이가 깨어 있는 동안은 4시간마다 체온을 측정
  하십시오. 아이가 아파보이거나 행동하는 것이 아
  픈 것 같으면 더 자주 측정해주십시오.

- 아이가 보채거나 먹고 마시기를 거부하고, 열이 화
  씨 101도가 넘으면(구강 측정시), 매 4시간에서
  6시간 간격으로 타이레놀을 주십시오. 복용량은
  약병의 라벨을 읽어서 확인하거나 담당 의사나 간
  호사에게 문의하십시오.

- **아스피린은 21세 미만의 아동 또는 미성년자에게
  는 주지 마십시오.** 아스피린은 어린 아이를 매우
  위독한 상태로 빠뜨릴 수 있습니다.

- 타이레놀을 주고 30분 후에 아이의 체온을 측정하
  십시오. 아직도 열이 102도가 넘거나 (구강 측정)
  103도가 넘으면 (항문 측정), 아이를 미지근한 물
  수건으로 닦아주십시오.

- 다음은 아이를 물수건으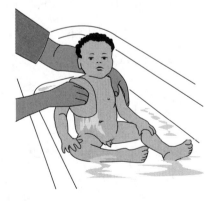
  로 닦아주는 방법입니다.
  아이를 3인치 정도 깊이
  의 미지근한 물에 담그십
  시오. 아이를 물수건으로
  10분에서 15분 정도 닦아
  주십시오. 아이가 몸을 떨
  면 물수건으로 닦아주는
  것을 중단하십시오. 몸을
  떨게되면 열이 올라갑니다.

- 이 방법으로 목욕시킬 때 소독용 알코올을 물에 넣지 마십시오.

## 언제 의사나 간호사에게 연락해야 할까요?

- 생후 2개월 미만 아기의 체온이 화씨 100.2도 이상일 때 (항문 측정).
- 생후 2개월에서 6개월 사이의 아기의 체온이 화씨 101도 이상일 때 (항문 측정).
- 생후 6개월 이상의 아기의 체온이 화씨 103도 이상일 때 (항문 측정).
- 아이가 발작(경련) 증상을 보일 경우, **911에 전화하십시오.**
- 아이가 만지거나 몸을 움직일 때마다 울고 어떻게 해줘도 안정하지 못할 경우.
- 아이의 목이 뻣뻣할 경우 (아이가 턱을 가슴에 붙이지 못할 때).
- 아이가 잘 깨어나지 못할 경우.
- 아이에게 호흡곤란 증세가 있을 경우.
- 아기 머리 위의 연한 부분(대천문)이 볼록 나왔거나 푹 들어가 있을 경우.
- 아이가 심한 기침을 하거나, 목에 하얀 반점들이 생겼거나 소변 볼 때 따갑고 아프거나 귀에 통증이 있을 경우.
- 아이가 피부 감염 증상을 보일 경우. 나타날 수 있는 몇 가지 증상에는 통증, 붉은 반점, 고름 등이 있습니다.
- 아이 피부에 발진(두드러기)이 생겼을 경우.
- 아이가 토하거나 위에 통증이 있을 경우.
- 아이에게 멍자국 같은 것들이 나타날 경우.

## 아이가 발작(경련) 증상을 보이면 어떻게 해야하나요?

- 어린 아이에게서는 고열로 인한 발작 증상이 나타날 수 있습니다. **911에 연락하십시오.** 발작증상이 있는 아이는 의사의 진찰을 받아야 합니다.

- 팔과 다리의 움직임을 억지로 막지 **마십시오.**

- 아이가 토한 것에 목구멍이 막히지 않도록 아이를 옆으로 눕히십시오.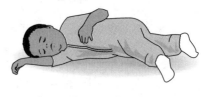

- 아이의 입에 아무것도 넣지 마십시오.

- 아이에게 호흡곤란이 일어나거나 청색증을 보이면 **911에 전화하십시오.** 발작이 2-3분 이상 지속될 경우에도 **911에 전화하십시오.**

- 열을 내리기 위해 몸을 덥힐 수 있는 꼭 끼는 옷이나 양말을 벗겨주십시오.

- 찬 물수건을 아이의 이마와 목에 얹어주십시오.

- 아이가 침대에 누워있는 동안 미지근한 물을 사용해서 물수건으로 닦아주십시오.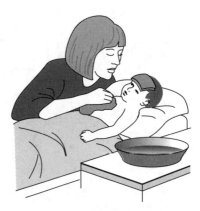

- 아이가 몸을 떨기 시작하면 물수건으로 닦는 것을 중단하고 아이를 가볍게 덮어주십시오.

- 간질 발작이 일어나는 동안 아이를 욕조에 넣지 마십시오.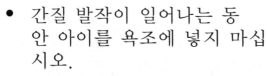

- 발작 직후에 아이에게 음식이나 음료수를 주지 마십시오.

---

## 열에 대하여 알아야할 것들에는 또 어떤 것들이 있나요?

- 열이 나는 것 자체는 병이 아닙니다.
  이는 병이나 부상에 대한 몸의 반응입니다.

- 대부분의 경우, 열은 바이러스 감염 때문에 생깁니다. 열은 2-3일 정도 계속됩니다.

- 매우 소수의 아이들이 열로 인해 발작 증상을 보입니다.

- 주사(면역예방주사)를 맞은 후 아이에게 열이 날 수 있는데, 이 경우 약 24시간이 지나면 열은 없어집니다.

# 감염

## 무엇인가요?

눈에 보이지 않는 병균에 의해 몸이 아프게 되는 것입니다. 병균은 한 사람에서 다른 사람에게로 전염될 수 있습니다. 감기나 독감과 같이 아이의 몸이 감염이 될 수도 있습니다. 상처가 나거나 찰과상을 입는 경우와 같이 피부를 통해 감염될 수도 있습니다.

## 어떤 증상이 있나요?

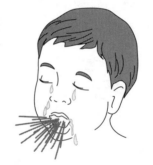

몸 안이 감염될 경우, 다음의 증상들을 보게 될 수 있습니다.

- 재채기와 기침
- 열
- 귀, 목구멍, 머리나 다른 부분에 통증을 느낌
- 소변이 나올 때 따끔거리는 통증.
- 아이가 먹거나 마시려고 하지 않음.
- 아이가 겉보기에나 행동하는 것이 아파보임.

피부가 감염될 경우, 다음의 증상들을 보게 될 수 있습니다.

- 붉은색
- 베이거나 상처난 피부 주위에 붉은 선들이 나타남.
- 피부가 붓고 열이 남.
- 노란색 물질(고름)이 베인 곳이나 상처에서 흘러나옴.

- 열
- 통증

## 집에서 무엇을 시도해 볼 수 있나요?

- 담당 의사가 약을 처방한 경우, 약을 반드시 끝까지 복용하도록 하십시오. 며칠 후 아이의 상태가 좋아진 것처럼 보여도 끝까지 복용해야 합니다.
- 아이에게 평소보다 더 많은 양의 음료수를 마시도록 하십시오.
- 감염된 피부를 비누와 물로 잘 씻으십시오.
- 피부를 물에 담그십시오. 의사가 약을 바르라고 했으면 그렇게 하십시오.

## 언제 의사나 간호사에게 연락해야 할까요?

- 아이가 감염이 됐다고 생각될 때.
- 감염이 악화되는 것처럼 보일 때.

## 감염이 퍼지는 것을 막기 위해서 어떻게 해야 합니까?

**감염이 퍼지는 것을 막기 위해 다음의 사항들을 아이에게 가르치십시오.**

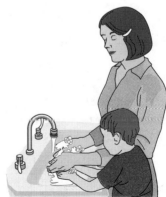

- 손을 자주 씻는다. 코와 입에 손을 가져가지 않는다.
- 재채기나 기침을 할 때는 티슈로 입과 코를 막는다.
- 깨끗한 티슈를 사용한다. 티슈는 사용 후 쓰레기통에 버린다.
- 다른 아이들이나 애완동물과 뽀뽀하지 않는다.

- 다른 아이들이 사용한 컵, 숟가락, 수건을 사용하지 않는다.

- 다른 아이들의 발진이나 상처를 만지지 않는다.

## 감염이 퍼지는 것을 막기 위해서 할 수 있는 일들

- 주사를 맞힘으로써 아이를 특정한 종류의 감염으로부터 보호할 수 있습니다. 자녀들이 필요한 모든 주사를 맞도록 하십시오.

- 손을 깨끗이 자주 씻으십시오.

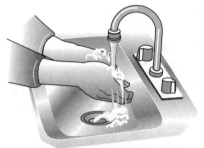

- 많은 종류의 감염이 부엌에서 시작됩니다. 플라스틱 재질의 도마를 사용하십시오. 나무로 된 도마는 병균을 없애는 것이 쉽지 않습니다. 플라스틱 도마는 뜨거운 물과 비누로 자주 닦으십시오.

- 날고기를 도마나 카운터에 올려 놓았을 경우 그 부분을 물과 비누로 씻으십시오. 다른 음식물을 그 부분에 놓기 전에 이렇게 씻어야 합니다.

- 음식을 잘 익히고, 특히 닭고기와 육류는 잘 익히십시오. 음식을 조리하면 병균을 죽일 수 있습니다.

- 상할 수 있는 음식을 상온에 계속 두지 마십시오. 음식은 냉장고에 보관하십시오.

# 감염

- 사용한 기저귀는 뚜껑이 있는 쓰레기통에 버리십시오.
- 장난감은 비누와 뜨거운 물로 씻으십시오.
  장난감은 표백제와 물로 씻을 수도 있습니다.
  1 온스의 표백제와 8컵(64온스)의 물을 혼합하십시오.
- 집안을 청결히 유지하십시오.

# 처방전 없이 사는 약품들

## 무엇인가요?

처방전 없이 살 수 있는 약들을 **OTC**(Over-the-Counter)라고 부릅니다. 이러한 약들은 의사의 주문(처방전) 없이 상점에서 구입할 수 있습니다. 이러한 약들이 아이의 상태를 호전시키는 데 도움이 될 수 있습니다.

## 어떤 것들이 있나요?

많은 종류의 OTC들(처방전 없이 사는 약)이 존재합니다. 아이를 위해 몇 가지만 사용하면 될 것입니다. 다음은 알아두어야 할 몇 가지의 처방전 없이 살 수 있는 약들입니다.

- 타이레놀(아세타미노펜). 이 약은 열이나 통증에 사용하십시오.
- 로비투슨 디엠(Robitussin DM)과 같은 기침약. 아이가 마른 기침으로 인하여 잠을 못 잘 경우 이 약을 사용하십시오.
- 다이메탭 엘릭서(Dimetapp Elixir)나 피디아케어(PediaCare). 이 약은 코가 막히거나 콧물이 날 때 사용하십시오.
- 칼라마인(Calamine) 로션. 이 약은 벌레에 물린 데나 옻이 오른 데에 사용하십시오.
- 데스틴(Desitin)이나 산화아연(zinc oxide) 연고. 이 약은 기저귀로 인한 발진에 사용하십시오.

- 베나드릴(Benadryl – 비알코올성). 이 약은 콧물, 기침, 가려운 발진이나 차멀미 증상에 사용하십시오.

## 집에서 무엇을 시도해 볼 수 있나요?

- 9개월 미만의 아기에게 처방전 없이 살 수 있는 약을 먹이기 전에 의사에게 연락하십시오. 기저귀 발진 연고는 의사에게 연락하지 않고도 사용할 수 있습니다.

- 처방전 없이 사는 약은 필요한 경우에만 주십시오. 아이가 열은 있으나 노는 것과 먹는 데에 문제가 없다면 타이레놀을 줄 필요가 없습니다.

- **아이에게 아스피린은 주지 마십시오**. 아스피린은 어린 아이를 매우 위독한 상태로 빠뜨릴 수 있습니다. 그 대신 타이레놀을 사용하십시오.

- 약은 항상 정확한 양을 주십시오. 약을 너무 많이 주면 독성에 중독되거나 사망할 수도 있습니다. 라벨을 매우 주의해서 읽으십시오. 주어야 할 양이 확실치 않으면 담당 의사, 간호사, 약사에게 문의하십시오.

- 의사가 지시한 경우가 아니라면, 아이에게 처방전 없이 사는 약을 먹이기 위해 아이를 잠에서 깨우지 마십시오.

- 약을 줄 때, 항상 약과 동봉된 숟가락, 약 컵, 또는 점적기(dropper)를 사용하십시오. 분실할 경우, 약국 직원에게 하나 더 달라고 요청하십시오.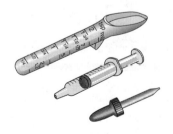

- 약의 용량을 부엌에서 쓰는 숟가락을 사용하여 측량하지 **마십시오**. 약을 너무 많이 주거나 너무 적게 줄 수 있습니다.

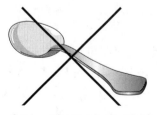

- 토하는 아이에게는 경구복용약을 주지 마십시오. 졸려하거나 울거나 기침하는 아이에게도 경구복용약을 주지 마십시오. 아이의 목에 약이 걸려 막힐 수도 있습니다.

- 티스푼과 테이블 스푼이라는 단어를 혼동하지 마십시오. 티스푼의 상징은 소문자 t이고 테이블 스푼의 상징은 대문자 T입니다. 3개의 티스푼 분량은 1개의 테이블 스푼에 해당됩니다.

    t = 티스푼　　　 = Tsp.　 = 5 ml. 또는 5 cc
    T = 테이블 스푼 = Tbsp. = 15 ml. 또는 15 cc

- 모든 약은 원래의 약병에 보관하십시오. 모든 약은 아이들의 손이 닿지 않는 곳에 보관하십시오.

- 약을 사탕이라고 하지 마십시오.

## 언제 의사나 간호사에게 연락해야 할까요?

- 아이에게 처방전 없이 사는 약을 주어도 되는지 확실하지 않을 때.

- 아이에게 주어야 하는 약의 용량을 알지 못할 때.

- 아이가 약에 대해 부작용을 일으킨 것 같다고 생각될 때. 아이의 얼굴이 붓거나 몸에 발진이 생기거나 호흡 곤란이 있거나 토할 때.

- 걱정이 되고 질문할 것들이 있을 때.

# 처방전 없이 사는 약품들

## OTC(over-the-counter medicines)에 대해 더 알아야 할 것들은 무엇인가요?

- 안전에 유의하십시오. 약을 줄 때마다 매번 라벨을 잘 읽으십시오.

- 처방전 없이 사는 약을 준다고 해서 아이가 더 빨리 회복되지는 않습니다. 이러한 약들은 아이의 상태를 호전시키는 데 도움이 될 수는 있습니다.

- 아이가 천식을 앓는다면, 처방전 없이 사는 약을 주기 전에 반드시 의사나 간호사 또는 약사의 확인을 거치십시오.

# 신생아 3

노 트

_____

_____

_____

_____

_____

_____

_____

_____

_____

_____

_____

_____

# 신생아의 여드름

## 무엇인가요?

얼굴에 나는 작고 하얀 점들입니다. 여드름은 생후 2-4주에 시작될 수 있습니다. 그리고 아기가 4-6개월 되었을 때 보통 없어집니다.

## 어떤 것을 보게 되나요?

- 블랙헤드라고 부르는 가운데가 검은색인 여드름.
- 화이트헤드라고 부르는 가운데가 흰색인 여드름.
- 여드름은 종종 코, 얼굴 또는 목에 나타납니다.

## 집에서 무엇을 시도해 볼 수 있나요?

- 도브(Dove)와 같은 순한 비누로 얼굴을 살살 씻어 줍니다.
- 여드름을 뜯거나 긁지 마십시오.
- 여드름에 크림이나 다른 무엇도 발라주지 마십시오.

## 언제 의사나 간호사에게 연락해야 할까요?

- 여드름이 빨갛게 되거나 진물이 흘러나올 때.

## 여드름에 대해서 알아야 할 것에는 또 어떤 것들이 있나요?

- 대부분의 아기들의 경우 생후 4-6개월 정도 되면 여드름이 없어지게 됩니다. 여드름을 치료할 필요는 없습니다.
- 여드름은 한 사람에게서 다른 사람에게로 감염되지 않습니다.

# 유가 (지루성 피부염)

## 무엇인가요?

몸에서 분비되는 기름과 머리 위에 축적되는 낡은 피부에서 발생하게 됩니다. 유가(cradle cap)는 신생아들에게 흔히 나타납니다. 보기에는 좋지 않으나, 유가는 가려움이나 통증을 유발하지는 않습니다.

## 어떤 증상이 있나요?

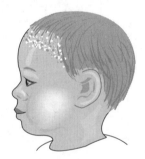

- 아기의 머리(두피)에 노란색 기름기 많은 딱지나 비늘같은 가피.
- 아기의 이마, 눈썹, 귀 뒤에도 부스럼 딱지가 있을 수 있습니다.

## 집에서 무엇을 시도해 볼 수 있나요?

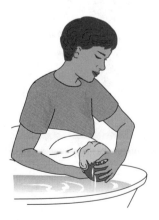

- 하루에 한 번 베이비샴푸로 아기의 머리를 감겨 주십시오.
- 샴푸가 머리에 묻어있는 동안 아기의 머리를 부드러운 브러쉬로 빗어주십시오. 그렇게 하면 가피가 벗겨지게 됩니다. 가피를 참빗과 같이 결처리가 촘촘한 빗으로 빗어 주십시오. 아기의 머리를 잘 헹궈 주십시오.

- 가피가 두꺼울 경우, 아기의 머리에 베이비오일을 발라주십시오. 30분 후에 샴푸로 아기의 머리를 잘 씻어 주십시오.
- 유가 증상이 있다면 머리카락이 어느 정도 빠질 수 있습니다. 그렇다 하더라도 괜찮습니다. 머리카락은 다시 자랄 것입니다.

## 언제 의사나 간호사에게 연락해야 할까요?

- 2주 동안 매일 씻기고 머리를 빗어줬는데도 유가 증상이 없어지지 않을 때.
- 아기의 귀 뒤에 진물이 나오는 발진이 나타날 때.

## 유가에 대해서 알아야 할 것에는 또 어떤 것들이 있나요?

- 유가는 아기가 생후 1주일이 되었을 때부터 시작될 수도 있습니다.
- 이것은 보통 2주 동안 치료하면 없어집니다. 다시 재발할 수도 있습니다.

# 피부가 노랗게 보이는 아기 (신생아 황달증)

## 무엇인가요?

신생아의 피부와 눈이 황갈색을 띠게 됩니다.
아기는 생후 2-4일에 피부색이 노랗게 될 수 있습니다. 노란색은 1-2주 정도만 지속됩니다.

## 어떤 증상이 있나요?

- 아기의 얼굴, 가슴, 배, 등이 노란색이나 주황색으로 보입니다.
- 눈이 노랗게 보입니다.
- 경우에 따라 신생아의 팔과 다리가 노란색이나 주황색을 띠기도 합니다.

## 집에서 무엇을 시도해 볼 수 있나요?

- 아기를 2-3시간 간격으로 먹이십시오.
- 아기가 하루에 최소한 기저귀를 6번 적셔야 됩니다.
- 창문으로 들어오는 빛으로 아기의 피부색을 매일 확인해 보십시오. 아기가 점점 더 노랗게 되거나 주황색을 띠게 되면 담당 의사에게 연락하십시오.

## 언제 의사나 간호사에게 연락해야 할까요?

- 아기 출생 후에 받는 의사와의 검진 약속을 꼭 지키십시오.

# 피부가 노랗게 보이는 아기 (신생아 황달증)

- 아기가 점점 더 노란색이나 주황색으로 변하거나 아기의 팔과 다리가 노란색이나 주황색으로 변할 때.
- 노란색이나 주황색이 1주일 이상 갈 때.
- 아기에게 열이 있을 때. 아기가 열이 있는지 확인하는 방법을 아시려면 10페이지를 참조하십시오.
- 아기가 졸려하고 젖을 잘 빨지 않을 때.
- 아기가 24시간 동안 대변을 최소한 2번 보지 않았을 때.
- 아기가 아파 보일 때.
- 아기가 하루에 최소한 기저귀를 6번 적시지 않을 때.

# 배꼽에서 나오는 진물

## 무엇인가요?

아기의 배꼽 주위에서 나오는 액체

## 어떤 증상이 있나요?

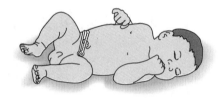

- 탯줄이 묶여있거 나 집게로 고정되 어 있고 집게가 아 직 배꼽에 부착되 어 있습니다.
- 배꼽 주변의 살갖이 붉은빛을 띠고 까진 것처럼 보일 수도 있습니다.
- 배꼽 주변에서 액체가 배어나올 수 있습니다. 액체 는 노란색, 초록색 또는 핏빛일 수 있습니다.
- 배꼽과 그 부위에 건조한 껍질이 있을 수 있습니 다.

## 집에서 무엇을 시도해 볼 수 있나요?

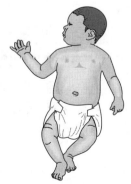

- 배꼽을 항상 건조하게 유지하십시오. 기저귀 가 배꼽 아래로 가도록 하십시오. 일회용 기저 귀인 경우 앞부분을 V자 모양으로 자를 수 있고, 천으로 된 기저귀인 경우 앞부분을 접을 수 있습니다.

37

# 배꼽에서 나오는 진물

- 배꼽을 되도록 많이 공기에 노출시키십시오.
- 배꼽 주변을 닦아주십시오. 기저귀를 갈 때마다 그렇게 하십시오. 70% 소독용 알코올을 면봉이나 면솜에 묻혀서 사용하십시오. 이것은 약국이나 마켓에서 살 수 있습니다. 이것은 마시는 알코올과는 다른 종류의 알코올입니다.
- 탯줄을 들어올려서 탯줄과 몸이 닿아 있는 부분을 닦으십시오. 아기가 아플까봐 걱정하지 마십시오. 알코올은 따갑게 하지 않습니다. 알코올이 차갑게 느껴지기 때문에 아기가 우는 것입니다.
- 배꼽이 완전히 아물 때까지 탯줄을 적시지 마십시오. 탯줄은 떨어져 나갈 것입니다.
- 배꼽 위에나 주위에 파우더나 로션을 바르지 **마십시오**.

## 언제 의사나 간호사에게 연락해야 할까요?

- 아기가 생후 3주가 되었는데도 탯줄이 그냥 붙어 있을 때.
- 탯줄 밑둥 주위의 집게가 빠졌을 때.
- 아기의 배꼽 주변에 붉은색 선들이 나타날 때.
- 아기에게 열이 있을 때.
- 배꼽 주변이 붓거나 빨갛게 됐을 때.
- 배꼽 주변에서 좋지 않은 냄새가 날 때.
- 배꼽 주변에 여드름이 났거나 물집이 생겼을 때.
- 아기의 배꼽 주변에서 많은 양의 진물이 나올 때. 진물이 쿼터 동전보다 큰 사이즈일 때.
- 아기의 배꼽에서 피가 나오고 압박을 가해도 멎지 않을 때.

# 배꼽에서 나오는 진물

## 배꼽에서 나오는 분비물에 대해 알아야 하는 것에는 또 어떤 것들이 있나요?

- 배꼽 주변에서 소량의 분비물이 나오는 것은 정상입니다.

- 탯줄은 생후 1-2주 후에 떨어져 나가야 합니다.

- 탯줄이 저절로 떨어져 나가게 하십시오. 탯줄이 절반이 떨어져 나갔어도 나머지 부분을 잡아당기지 마십시오.

- 소독용 알코올로 닦아주면 감염을 예방할 수 있습니다. 그렇게 하면 탯줄이 건조해져서 떨어져 나가는 데에도 도움이 됩니다.

- 탯줄이 떨어져 나갈 때 소량의 출혈이 있을 수 있습니다. 이 때 출혈의 양은 쿼터 동전보다 큰 사이즈이면 안됩니다. 출혈은 5분 동안 약간의 압박을 가했을 때 멎어야 합니다.

# 주사 (백신)

## 무엇인가요?

주사는 아이가 나쁜 질병에
걸리는 것을 막아줍니다.
담당 의사는 아기가 언제 첫
번째 주사를 맞아야 하는지
결정할 것입니다.

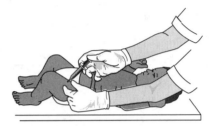

## 어떤 증상이 있나요?

- 주사 맞은 자리는 붉고 통증이 있으며 부어오릅니다.
- 아이가 울고 보챌 수 있습니다.
- 아이는 일부 특정 종류의 주사들을 맞은 후 열이 나거나 발진이 생길 수 있습니다.

## 집에서 무엇을 시도해 볼 수 있나요?

- 아이를 쉬도록 하십시오.
- 열이 나고 쑤시고 아픈 증상에는 타이레놀을 주십시오. 라벨을 읽고 약을 얼마나 줘야하는지 알아보십시오.
- 아이가 평소보다 더 많은 양의 음료수를 마시도록 하십시오.

## 언제 의사나 간호사에게 연락해야 할까요?

- 아이가 3시간 이상 계속 울 때.
- 아이가 주사를 맞은 자리에 통증이 심할 때.

40

- 48시간 이상 아이의 열이 지속될 때.
- 아이가 아파보일 때.
- 주사를 맞은 자리의 빨갛게 된 부분이 2인치 이상 이거나 달러 지폐의 절반 이상의 크기일 때. 24시간 후에 빨간 부위가 점점 더 커질 때.
- 아이가 발작(경련) 증상을 보일 때.
- 아이가 졸려하고 먹기 위해 깨어나지 않을 때.

## 주사에 대해서 알아야 하는 것에는 또 어떤 것들이 있나요?

- 주사는 백신 또는 예방주사라고도 부릅니다.
- 아이는 맞아야 할 모든 주사를 맞아야 합니다.
- 담당 의사가 아이의 예방 주사 기록을 줄 것입니다. 이 기록을 안전한 곳에 보관하십시오 (이 책 안에 보관하실 수도 있습니다). 아이가 학교에 입학할 때 그 기록이 필요할 것입니다.
- 각 의사를 방문할 때마다 예방주사 기록을 가지고 가십시오.
- 아이가 다른 병원에서 몇 가지 주사를 맞았다면, 담당 의사에게 알리십시오.
- 담당 의사는 아이에게 다른 주사들을 놔주거나 36페이지에 명시된 나이가 아닌 다른 때 주사를 놓고자 할 수도 있습니다. 아이의 건강과 다른 점들을 고려한 경우에는 무방합니다. 주사에 대한 더욱 자세한 정보를 원하시면 거주 지역 카운티 보건국에 문의하시면 됩니다.

# 주사 (백신)

아이들이 맞아야 하는 주사의 종류는 변경될 수 있습니다.
의사, 간호사 또는 병원에 확인해 보십시오.

| | 0-2 개월 | 2 개월 | 4 개월 | 6 개월 | 6-18 개월 | 12-15 개월 | 15-18 개월 | 24 개월 | 4-6 살 | 11-12 살 |
|---|---|---|---|---|---|---|---|---|---|---|
| B형 간염 | X | X(1) | | | X | | | | | X(2) |
| 디프테리아 파상풍 백일해 | | X | X | X | | | X | | X | |
| 유행성 감기 타입 b | | X | X | X | | X | | | | |
| 소아마비 | | X | X | | X | | | | X | |
| 뇌수막염 결합선 | | X | X | X | | X | | | | |
| 홍역 이하선염 풍진 | | | | | | X | | | X | X(2) |
| 수두 | | | | | | X(3) | | | | X(2) |
| A형 간염 | | | | | | | | X(4) | | |
| 파상풍 디프테리아 효능 촉진제 | | | | | | | | | | X |
| 유행성 감기 | | | | | X(5) | | | | | |

1. 이 주사는 처음 주사를 맞은 후 한 달 뒤에 맞게 됩니다.
2. 과거에 적절한 용량과 연령에 이 일련의 예방주사를 맞지 않았다면, 이 연령에 맞아야 합니다.
3. 이 주사는 전에 수두를 앓은 적이 없는 12개월 이상의 아이들에게 놔줍니다.
4. 어떤 주에서는 이 주사를 접종하고 있습니다. 의사에게 문의하십시오.
5. 위험성이 높은 아이들에게 매년 접종시키는 예방주사입니다. 의사에게 문의하십시오.

발췌: 미국 소아과 학회, 2005년 면역 예방주사 스케줄.

# 아이의 눈 4

**노 트**

# 눈에 들어간 이물질

## 무엇인가요?

속눈썹, 먼지, 다른 이물질이나 액체 등이 아이의 눈 안으로 들어갈 수 있습니다.

## 어떤 증상이 있나요?

- 눈이 빨갛게 보일 수 있습니다.
- 아이가 눈을 뜨지 못할 수도 있습니다.
- 아이의 눈에서 많은 양의 눈물이 줄줄 흘러 내릴 수도 있습니다.
- 아이가 눈을 빠르게 떴다 감았다 할 수 있습니다 (깜빡거림).
- 아이가 눈을 비비려 할 수도 있습니다.
- 아이의 눈 안에 뭔가가 보일 수도 있습니다.

## 집에서 무엇을 시도해 볼 수 있나요?

- 아이가 눈을 비비지 못하게 하십시오.

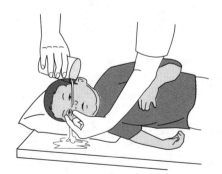

- 아이의 눈에 액체가 들어간 경우, **즉시** 많은 양의 따뜻한 물을 사용해서 약 10-15분간 눈을 씻어 주십시오. 아이의 눈을 계속 뜨고 있도록 손으로 잡고 물이 그 위로 흐르게 하십시오. 점적기(아이 드로퍼)나 컵에 담긴 물로 눈을 씻는 방법도 있습니다.

# 눈에 들어간 이물질

- 눈 가장자리에 이물질이 있는지 살펴보십시오.
- 아래쪽 눈꺼풀을 아래
  로 내려서 이물질이
  있는지 살펴보십시오.

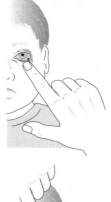

- 윗 눈꺼풀 안쪽에 면봉
  (Q-tip)을 넣어 굴려보
  아 이물질이 있는지 확
  인하십시오.

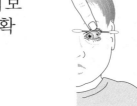

- 이물질이 보이면 따뜻한 물로 눈을 씻어 주십시오.
- 눈에 달라붙어 있는 것이
  있으면 그것이 무엇이건
  떼어 내려고 하지 마십시
  오. **양쪽** 눈을 젖은 물수
  건으로 덮어주십시오. 의
  사에게 연락하거나 병원
  에 가십시오.

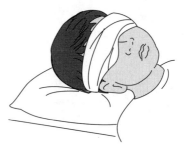

## 언제 의사나 간호사에게 연락해야 할까요?
- 눈 안에 무엇인가가 달라붙어 있을 때.
- 아이가 눈 안에 무엇인가가 들어갔다고 느끼는데
  당신이 찾을 수가 없을 때.
- 눈에서 액체나 피가 흘러나올 때.
- 아이가 눈이 아프다고 할 때.

- 눈을 헹궈준 후 1시간 후에도 아이가 잘 보이지 않는다고 할 때.
- 따갑게 하는 액체가 아이의 눈 속에 들어갔을 때.

## 눈에 이물질이 들어갔을 때와 관련해 알아두어야 하는 것에는 또 어떤 것들이 있나요?

- 이물질은 종종 윗눈꺼풀의 안쪽에서 발견됩니다.
- 비비면 눈에 상처가 날 수 있습니다. 그런 경우 눈에 원래 들어간 이물질보다 더 큰 문제가 생길 수도 있습니다.
- 양쪽 눈은 동시에 움직입니다. 한쪽 눈이 움직이지 못하게 하려면 양쪽 눈을 다 덮어주십시오.

# 유행성 결막염

## 무엇인가요?

눈과 눈꺼풀이 자극을 받거나 감염이 된 것. 유행성 결막염에 걸리게 되는 데에는 여러 가지 원인이 있을 수 있습니다. 원인들에는 알레르기, 바이러스와 박테리아균이 포함됩니다. 유행성 결막염은 다른 사람에게로 쉽게 전염이 됩니다.

## 어떤 증상이 있나요?

- 눈이 빨갛게 됩니다. 눈에서 눈물이 날 수도 있습니다.
- 아이의 눈꺼풀이 빨갛고 부은 것처럼 보일 수 있습니다.
- 아이의 눈 주위와 속눈썹에 노란색이나 초록색 딱지같은 것이 보일 수 있습니다.
- 아침에 눈꺼풀들이 서로 들러붙을 수 있습니다.
- 아이의 눈이 가려울 수도 있습니다.

## 집에서 무엇을 시도해 볼 수 있나요?

- 당신과 아이의 손을 자주 씻으십시오.
- 아이가 눈을 비비지 못하게 하십시오.
- 흐르는 따뜻한 물로 눈을 씻어 주십시오. 아이의 눈에 무언가가 들어갈 경우에 그렇게 하십시오.

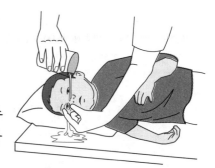

47

# 유행성 결막염

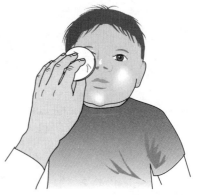

- 아이의 눈에 있는 딱지나 고름은 항상 제거해 주십시오. 깨어있는 동안 눈을 1-2시간 간격으로 씻어주십시오. 따뜻한 물로 적신 면으로 된 화장솜(코튼볼)을 사용하십시오. 매번 새 화장솜을 사용하십시오.

- 마른 딱지를 따뜻한 물에 불린 후 제거하십시오. 눈이 긁히지 않도록 주의하십시오.

- 시원한 물수건을 눈 위에 올려놓으면 가려움을 없애는데 도움이 됩니다.

- 아이가 콘택트렌즈를 착용하거나 눈화장을 하지 못하게 하십시오.

- 유행성 결막염에 걸리기 직전에 사용했던 눈 전용 화장품은 버리십시오. 아이가 같은 화장품을 쓰면 유행성 결막염이 재발할 수도 있습니다.

## 담당 의사가 유행성 결막염에 대한 약을 처방하면 어떻게 해야 합니까?

- 의사가 안약을 처방한 경우, 다른 사람의 도움이 필요할 수도 있습니다. 다른 사람이 아이를 잡고 있는 동안 당신은 아이에게 안약을 넣어줄 수 있습니다.

- 아이의 머리를 뒤로 젖히십시오. 아래 눈꺼풀을 살살 아래로 내려 그 부분이 컵모양으로 열리게 하십시오.

- 안약을 눈의 컵모양 부위에 떨어뜨려 주십시오.

- 아이가 2분 동안 눈을 살짝 감고 있도록 하십시오. 그렇게 하면 안약이 계속 눈 안에 있을 수 있습니다.

- 점적기(아이 드로퍼)가 눈을 건드리지 않도록 하십시오.

- 아이가 어린 경우, 아이를 눕히고 눈 안쪽에 안약을 넣어주십시오. 아이가 눈을 깜박일 때 안약이 눈 안에 들어갈 것입니다.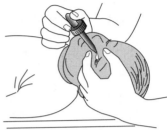

- 아기인 경우, 아기가 잠들었을 때 안약을 넣어 주십시오.

- 담당 의사가 안약 대신에 눈에 넣는 연고를 줄 수도 있습니다. 연고를 눈의 한쪽 끝에서 반대쪽 끝까지 길게 삽입하십시오. 담당 의사나 간호사에게 어떻게 하는지 질문하십시오.

- 이틀 연속 아침에 아이가 깼을 때 딱지가 붙어있지 않으면 눈에 사용하는 약을 중단하십시오.

## 언제 의사나 간호사에게 연락해야 할까요?

- 아이의 눈이나 눈꺼풀이 붉게 보일 때.

- 아이가 눈이 아프다고 할 때.

- 아이가 눈이 흐릿하게 보이거나 안보인다고 할 때.

- 아이의 눈 주위에 노란색 혹은 초록 딱지나 고름이 생겼을 때.

- 약을 사용하고 나서 눈이 더 빨갛게 되거나 가려울 때.

- 아이의 눈 안에 무언가가 들어간 것으로 생각될 때.

- 양쪽 동공(눈 가운데 있는 검은 부위)의 크기가 다를 때.
- 아이 친구들의 눈도 빨갛게 보일 때.

## 유행성 결막염에 대해서 알아야 할 것에는 또 어떤 것들이 있나요?

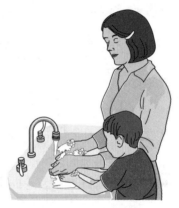

- 유행성 결막염은 다른 사람들에게 전염되 쉽습니다. 자녀가 손을 잘 씻도록 하고 눈을 만지지 않게 하십시오.
- 아이가 눈 전용 화장품, 수건이나 물수건 등을 다른 사람과 함께 사용하지 않도록 하십시오.
- 아이의 눈 주위에 노란색이나 초록색 딱지가 보이면 의사로부터 특별히 약을 받아 사용해야 할 수도 있습니다. 의사에게 아이의 상태를 보여야 합니다.

# 아이의 귀와 코 5

**노 트**

_____

_____

_____

_____

_____

_____

_____

_____

_____

_____

_____

_____

_____

_____

# 귀앓이 (중이염)

## 무엇인가요?

액체나 감염에 의해 귀에 생긴 통증. 귀앓이는 어린 이들에게 흔히 일어나는 증상입니다. 아이들은 종종 감기를 앓으면서 귀앓이에 걸립니다.

## 어떤 증상이 있나요?

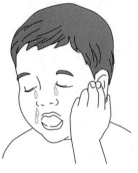

- 아이가 귀를 잡아 당기거나 문지릅 니다.
- 아이가 비명을 지르거나 웁니다.
- 아이가 보채고 먹으려 하지 않습니 다.
- 아이가 보통 열이 있습니다.
- 귀에서 액체, 고름이나 피가 흘러나올 수 있습니 다.
- 아이가 잠을 잘 못잡니다.
- 아이가 전처럼 잘 듣지 못할 수 있습니다.

## 집에서 무엇을 시도해 볼 수 있나요?

- 통증과 열에는 타이레놀(Tylenol)을 주십시오. 라벨을 읽고 약을 얼마나 주어야 하는지 알아보십 시오.
- 아이에게 평소보다 더 많은 양의 음료수를 마시도 록 하십시오.
- 아이를 쉬도록 하십시오.

# 귀앓이 (중이염)

- 의사가 설명해준 방법에 그대로 따라서 약을 주십시오.
- 아이가 나은 것처럼 보여도 의사, 간호사를 만나는 것과 병원에 가는 모든 약속을 그대로 지키십시오.

## 언제 의사나 간호사에게 연락해야 할까요?

- 아이가 귀가 아프다고 할 때.
- 귀에서 액체, 고름 또는 피가 흘러나올 때.
- 아이의 목이 뻣뻣하거나 열이 있을 때.
- 아이가 약을 2-3일 복용한 후에도 낫지 않을 때.

## 귀앓이에 대해서 알아야 하는 것에는 또 어떤 것들이 있나요?

- 약은 의사에게 들은 방법대로만 주십시오.
  아이의 상태가 호전된 듯 보여도 의사가 처방한 복용 기간 동안에는 계속 약을 주십시오.
- 담당 의사가 지시한 귀약만을 사용하십시오.
- 솜이나 다른 것을 귀 안에 넣지 마십시오.
- 항상 아기의 머리를 어깨보다 높은 위치에 두고 먹이십시오. 그렇게 하면 우유가 귀로 들어가는 것을 막을 수 있습니다.
- 아기에게 젖병을 물린 채로 재우지 마십시오.
- 귀약 라벨에 냉장고에 보관하라고 되어 있으면 이에 따르십시오.

# 귀지

## 무엇인가요?

몸에서 귀의 안쪽을 보호하기 위해서 만들어 내는 농도가 진한 액체입니다. 귀지가 생기는 것은 정상입니다. 보통 귀지는 저절로 몸 밖으로 나갑니다. 귀지가 딱딱해 지면서 귀 안에 축적될 수도 있습니다.

## 어떤 증상이 있나요?

- 귀 안에서 옅은 노란색에서 어두운 갈색 같은 물질을 보게 됩니다.
- 아이가 전처럼 잘 듣지 못할 수 있습니다.

## 집에서 무엇을 시도해 볼 수 있나요?

- 귀지가 딱딱하지 않은 한, 따로 관리할 필요가 없습니다.
- 젖은 수건으로 귓구멍 입구에 있는 귀지를 닦아주십시오.
- 면봉(Q-tip)이나 다른 것들을 아이의 귀에 넣지 마십시오. 그렇게 하면 귀지가 귀 속으로 더 밀려 들어갈 수 있습니다.

## 귀지가 딱딱해지고 아이의 귀 속에 박혀 있으면 어떻게 해야 합니까?

**아이의 귀에 관이 삽입되어 있거나 귀에 염증이 있거나 고막에 구멍이 있는 경우에는 다음의 방법을 쓰지 마십시오.**

# 귀지

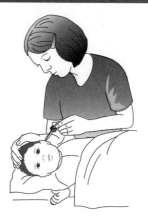

- 작은 소주잔 같은 컵에 베이비오일을 담아서 뜨거운 물이 담긴 팬에 놓으십시오. 손목으로 오일의 온도를 확인한 후 밤마다 3-6 방울을 아이의 귀에 넣어 주십시오. 이렇게 1-2주 동안 하십시오.

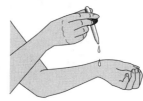

- 손목에 오일의 온도를 먼저 테스트해 보십시오. 온도는 피부 온도와 비슷하게 느껴져야 합니다.

- 아이가 따뜻한 전기 패드(또는 따뜻한 물로 적신 수건)에 귀를 대고 20분 동안 누워있게 하십시오. 이렇게 하면 귀지가 녹는 데에 도움이 될 것입니다.

- 귀지가 충분히 부드러워지면 저절로 귀에서 날려서 밖으로 나가거나 흘러나갈 것입니다.

- 아이의 머리를 돌려서 귀지가 찬 귀가 아래로 향하도록 하십시오. 그렇게 하면 오일과 귀지가 빠져나갈 것입니다.

## 언제 의사나 간호사에게 연락해야 할까요?

- 아이가 귀가 아프다고 하고 귀에서 피가 나올 때.
- 딱딱한 귀지를 제거하지 못했을 때.
- 아이의 귀에 관이 끼워져 있거나 귀지가 축적되어 있는 것 같을 때.

# 귀지

## 귀지에 대해서 알아야 하는 것에는 또 어떤 것들이 있나요?

- 귀지는 아이가 씹을 때 귀 밖으로 이동합니다.
- 면봉(Q-tip)은 사용하지 마십시오. 큐팁이 귀지를 귀 안으로 밀어 넣어 딱딱하게 귀 속에 붙게하는 원인이 됩니다.
- 아이가 귀에 아무것도 넣지 못하게 하십시오.

# 코피

## 무엇인가요?

코에서 피가 나오는 것입니다. 코피는 어린이들에게 흔히 일어나는 증상입니다.

## 어떤 증상이 있나요?

- 피가 코 밖으로 흘러나옵니다.
- 아이가 피를 뱉어 내거나 삼켰던 피를 토해냅니다.
- 아이가 무서워할 수 있습니다.

## 집에서 무엇을 시도해 볼 수 있나요?

- 아이를 앉히고 머리를 앞으로 숙이게 하십시오. 아이를 눕히거나 머리를 뒤로 젖히지 마십시오. 그렇게 하면 피가 아이의 입 안으로 들어갈 수 있습니다.
- 아이가 코를 살살 풀게 하십시오.
- 코 안에 뭐가 있는지 확인하십시오.
- 아이가 입 안의 피를 모두 뱉어내게 하십시오.
- 아이에게 입으로 숨쉬게 하십시오.
- 코의 부드러운 부분을 꼬집듯이 **10분 동안 계속 쥐고 있으십시오**. 10분이 지날 때까지 쥔 손을 떼지 마십시오. 출혈이 멈추지 않으면 10분 더 코를 꼭 쥐고 있으십시오.

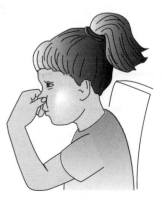

- 출혈을 멈추기 위한 방편으로 아이의 코에 무엇을 넣지 마십시오.
- 출혈이 멎고 12시간 동안 아이가 코를 후비거나 풀지 못하게 하십시오.

## 언제 의사나 간호사에게 연락해야 할까요?

- 1살 미만의 아이가 코피를 흘릴 경우.
- 아이가 코피를 자주 흘릴 경우.
- 아이의 입이나 잇몸에서 출혈이 있을 경우.
- 아이가 현기증, 어지러움증, 창백한 얼굴, 발한 등의 증상을 보일 때.
- 아이가 넘어지거나 다치지 않았는데도 멍이 많이 드는 경우.

## 코피에 대해서 알아야 하는 것에는 또 어떤 것들이 있나요?

- 코피는 덥고 건조한 여름철에 자주 일어납니다. 겨울에는 집안에 난방을 하면서 건조해져 코피가 날 수 있습니다. 가습기를 사용하면 도움이 됩니다.
- 코를 풀거나 후비는 것이 코피가 나는 원인이 되기도 합니다.
- 아이가 코피를 많이 흘릴 경우, 담당 의사에게 코에 넣는 식염수 사용에 대해 문의하십시오. 코에 떨어뜨리는 식염수는 의사의 처방 없이 직접 살 수 있습니다.
- 아이가 코를 풀기 전에 물을 몇 방울 떨어 뜨리는 것이 도움이 될 수도 있습니다.

# 코피

- 코가 건조하면 출혈이 일어날 수 있습니다. 소량의 바셀린을 아이의 코 안에 바르십시오. 그렇게 하루에 2-4 차례에 걸쳐 실행하여 코피를 예방하십시오.

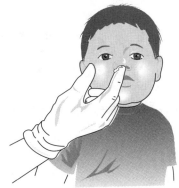

- 코피 후에 생기는 딱지는 가려울 수 있습니다. 아이가 딱지를 건드리지 않도록 주의를 주십시오. 딱지가 너무 빨리 떨어져 나가면 아이는 또 다시 코피를 흘릴 수도 있습니다.

# 귀에 들어간 이물질

## 무엇인가요?

아이의 귀 안에 완두콩 같이 작은 것이 들어간 상태를 말합니다. 벌레도 귀 안에 들어갈 수 있습니다.

## 어떤 증상이 있나요?

- 아이가 귀를 잡아당기거나 비빕니다.
- 아이가 잘 듣지 못할 수도 있습니다.
- 아이의 귀 안에서 무언가를 발견할 수도 있습니다.
- 아이가 귀 안에 통증을 느끼거나 뭔가가 있는 것처럼 느낄 수도 있습니다.

## 집에서 무엇을 시도해 볼 수 있나요?

**아이의 귀 안에 벌레가 들어간 경우 어떻게 해야 하나요?**

- 아이를 어두운 방으로 데리고 들어가십시오. 불빛을 귀의 바깥부분 가까이 비추십시오. 벌레가 불빛 쪽으로 나올 수도 있습니다.
- 벌레가 밖으로 나오지 않을 경우, 따뜻한 베이비오일이나 올리브 오일로 귀를 채우십시오. 벌레가 위로 떠올라 밖으로 나올 수 있습니다.

- 아이의 머리를 돌려서 오일을 부어넣은 귀가 아래로 향하도록 하십시오. 그렇게 하면 오일이 빠져나갈 것입니다.

**음식이나 다른 이물질이 아이의 귀 안에 들어간 경우 어떻게 해야 합니까?**

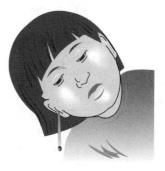

- 이물질이 들어있는 귀가 아래쪽을 향하도록 아이의 머리를 돌리십시오. 귀를 앞뒤로 움직이십시오. 안에 있던 이물질이 떨어져 나올 수도 있습니다.

- 귀 안에 물을 넣지 **마십시오**. 그렇게 하면 들어있는 것이 더 커져서 귀 안에 박히게 될 수도 있습니다.

- 핀센트나 면봉으로 귀 안의 이물질을 끄집어내려 하지 **마십시오**. 이물질 더 깊숙히 넣게 될 수도 있습니다.

## 언제 의사나 간호사에게 연락해야 할까요?

- 귀 안에 들어있는 것을 아이의 귀에서 제거할 수 없을 때.

- 귀에서 이물질이 나왔으나 아이가 통증을 느낄 때.

## 귀에 이물질이 들어간 경우를 대비하여 알아야 하는 것에는 또 어떤 것들이 있나요?

- 아이들은 종종 자기 귀에 뭔가 작은 물건들을 집어넣습니다.

- 작은 물건들을 아이에게서 멀리 두십시오.

- 절대로 귀에서 이물질을 꺼내기 위해서 다른 기구를 쓰지 마십시오. 그렇게 하면 이물질이 귓속으로 더 밀려들어갈 수 있습니다.

# 코에 들어간 이물질

## 무엇인가요?

아이가 작은 물질이나 음식을 코에 집어 넣은 상태를 말합니다.

## 어떤 증상이 있나요?

- 아이의 코 안에서 뭔가를 볼 수도 있습니다.
- 양쪽 코(콧구멍) 안에서 액체나 고름이 나올 수도 있습니다. 코에서 나오는 분비물은 노란색이거나 초록색이며, 안좋은 냄새가 날 수도 있습니다.
- 한쪽 혹은 양쪽 콧구멍이 빨갛고 부어있을 수 있습니다.

## 집에서 무엇을 시도해 볼 수 있나요?

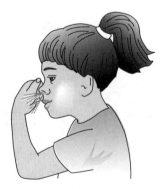

- 아무것도 들어있지 않은 쪽의 콧구멍을 막으십시오. 아이에게 이물질이 들어있는 쪽의 콧구멍으로 몇 차례에 걸쳐 매우 세게 숨을 내쉬게 하십시오.
- 핀셋트나 손가락으로 아이의 코에서 이물질을 꺼내려고 시도하지 마십시오. 그렇게 하면 안에 들어있는 것이 더 안으로 밀려 들어갈 수 있습니다.

62

# 코에 들어간 이물질

## 언제 의사나 간호사에게 연락해야 할까요?

- 코 안에 무엇인가 들어있는 것이 보이기는 하는데 아이가 콧김으로 불어 내보낼 수 없을 때.
- 아이가 불어서 뭔가 나왔지만, 그 후 코에서 노란색 분비물이 흘러나왔을 때.
- 아이의 코에서 안좋은 냄새가 나는 액체가 흘러나올 때.
- 아이의 코가 빨갛거나 부어있을 때.
- 아이에게 열이 있을 때.

## 코에 이물질이 들어간 경우를 대비하여 알아야 하는 것에는 또 어떤 것들이 있나요?

- 아이들은 작은 물건들을 자기 코 안에 넣습니다. 그런 것들에는 쌀, 땅콩, 구슬, 사탕, 돌이 포함됩니다.
- 어린 아이들에게서 작은 물건들을 멀리 두십시오.
- 아이가 토할 때 음식이 아이의 코로 올라갈 수도 있습니다.

# 아이의 입과 목구멍 6

노 트

_____

_____

_____

_____

_____

_____

_____

_____

_____

_____

_____

_____

_____

_____

# 질식

## 무엇인가요?

음식, 액체나 기타 물질이 아이의 목 구멍이나 기도를 차단한 상태입니다.

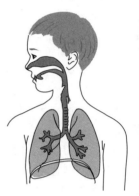

## 어떤 증상이 있나요?

- 아이가 기침을 심하게 할 수도 있습니다.
- 아이가 말하거나 울거나 호흡을 하지 못할 수도 있습니다.
- 아이가 파랗게 변할 수도 있습니다.
- 아이가 축 늘어지거나 의식을 잃을 수도 있습니다.

## 집에서 무엇을 시도해 볼 수 있나요?

- 기본생명구조술(Basic Life Support)이나 심폐소생술(CPR) 교육을 받으십시오. 아이가 숨이 막힐 때 어떻게 해야 하는지 배울 수 있습니다.
- 아이가 기침을 할 경우, 아무것도 하지 마십시오. 기침을 하면 목구멍과 기도의 이물질이 제거될 수 있습니다. 아이 가까이에서 지켜보십시오.
- 아이에게 마실 것을 주거나 기침을 멈추게 하려하지 마십시오.

66

## 아이가 목이 막혀 숨을 못쉬는 경우 (아이가 기침을 못하고 말도 못하거나 소리를 내지 못쉬는 경우), 어떻게 해야 합니까?

### 1살 미만의 아기의 경우

- 당신이 혼자이면 소리를 쳐서 도움을 요청하십시오.

- 아기의 머리가 몸보다 낮은 위치로 얼굴이 아래를 보게하여 두십시오.

- 손바닥 지면으로 아기의 등 윗부분을 5회 빠르게 쳐주십시오. 아기의 머리를 잡아주십시오.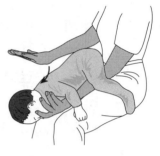

- 그렇게 5회 반복하십시오. 아기를 숨막히게 한 것이 밖으로 튀어나올 것입니다. 그것을 아기의 입에서 꺼내십시오.

- 그것이 튀어나오지 않는다면 (아기가 축 늘어지고 울지 않을 경우) 아기가 위를 보게하여 무릎에 누이십시오.

- 2번째와 3번째 손가락을 아기의 가슴 중앙에 얹어 놓으십시오. 이물질이 튀어나올 때까지 5회 아래로 압박을 가하십시오.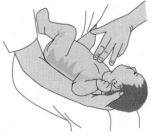

- 나오지 않으면, 아기의 입 안을 들여다 보십시오. 보이는 것이 있으면 끄집어 내십시오. 아무것도 보이지 않으면 손가락을 입 안에 넣지 마십시오.

- 아기가 아직도 숨을 쉬지 않고, 도와줄 사람이 없으면 빨리 **911에 전화하십시오**. 구강 대 구강 호흡법을 실시하십시오 (155 페이지를 참조하십시오).

## 1살 이상의 앉거나 설 수 있는 아이인 경우

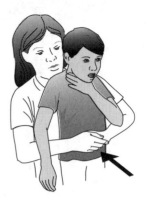

- 당신이 혼자이면 소리를 쳐서 도움을 요청하십시오.

- 아이의 뒤에 서십시오. 양손으로 아이의 허리를 감싸듯 잡으십시오.

- 한 손으로 주먹을 쥐십시오. 주먹의 엄지 손가락 부분이 아이의 배 윗부분, 갈비뼈 바로 아래로 가게 올려놓으십시오.

- 다른 손을 주먹쥔 손 위에 올려놓으십시오. 아이의 배를 빠르게 압박하십시오.

- 아이의 숨을 막히게 한 이물질이 튀어 나올 때까지 이를 반복하십시오. 그 물질을 입에서 꺼내십시오.

- 나오지 않으면, 아이의 입 안을 들여다 보십시오. 보이는 것이 있으면 끄집어 내십시오. 아무것도 보이지 않으면 손가락을 입 안에 넣지 마십시오.

- 아이가 축 늘어지고, 도와줄 사람이 없으면 빨리 **911에 전화하십시오**. 구강 대 구강 호흡법을 실시하십시오 (155 페이지를 참조하십시오).

## 1살 이상의 아이가 바닥에 누워있는 경우

- 아이가 위를 향하여 눕게 하십시오.

- 손바닥 아랫부분이 아이의 배 윗부분, 갈비뼈 바로 아래로 가게 올려놓으십시오.

- 그 손 위에 다른 손을 올려놓으십시오. 아이의 배에 빠른 압박을 가하십시오.

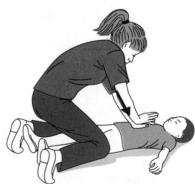

# 질식

- 아이를 숨막히게 한 이물질이 튀어나올 때까지 이를 반복하십시오. 그 물질을 입에서 꺼내십시오.
- 이물질이 나오지 않으면, 아이의 입 안을 들여다 보십시오. 보이는 것이 있으면 끄집어 내십시오. 아무것도 보이지 않으면 손가락을 입 안에 넣지 마십시오.
- 아이가 축 늘어지고, 도와줄 사람이 없으면 빨리 **911에 전화하십시오.** 구강 대 구강 호흡법을 실시하십시오 (155 페이지를 보십시오).

**다음의 경우에 911에 전화하십시오.**
- 아이의 기도를 막는 물질을 제거할 수 없는 경우.
- 아이가 말하거나 울지 못할 경우.
- 아이가 축 늘어져 있을 경우.

## 목이 막히는 것을 방지하기 위해 무엇을 할 수 있을까요?

- 아기들과 어린이들은 다음과 같은 음식물로 목이 막힐 수 있습니다.
  - 팝콘
  - 땅콩
  - 껌
  - 포도
  - 핫도그
  - 건포도
  - M&M 같은 작고 딱딱한 캔디
  - 익히지 않은 야채
- 어린 아이들에게 작고 딱딱하고 동그란 음식을 먹도록 주지 마십시오.
- 아이들은 아래와 같은 것들로 인하여 질식할 수 있습니다.
  - 풍선
  - 체리 씨
  - 시계 배터리
  - 동전
  - 오렌지 씨

# 질식

- 아이들에게 음식을 잘 씹도록 가르치십시오. 핫도그, 포도, 생야채와 같은 음식은 아주 작은 조각들로 자르십시오.
- 아이들이 먹을 동안 지켜보십시오.
- 아이가 입 안에 음식을 넣은 채 뛰지 않도록 하십시오.
- 모든 장난감들을 점검하여 잡아당겨서 뺄 수 있는 작은 부속품들이 있는지 여부를 확인하십시오.
- 어린 아이들에게는 아래 보다 작은 크기의 부품이 있는 장난감은 주지 마십시오.

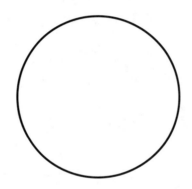

- 아기의 고무 젖꼭지에 갈라지거나 금이 간 곳이 있는지 확인하십시오. 2-3개월에 한 번씩 새 고무 젖꼭지를 사십시오.
- 아이에게 입 안에는 음식만 넣도록 가르치십시오.

# 인후염

## 무엇인가요?

목에 통증을 느끼는 상태입니다. 대부분 목의 통증은 감기와 함께 왔다가 3일 안에 없어집니다.

## 어떤 증상이 있나요?

- 아이가 먹지 않으려고 할 수 있습니다.
- 아이가 먹을 때 울 수 있습니다.
- 아이에게 열이 날 수 있습니다.
- 아이가 귀를 잡아당길 수 있습니다.
- 목구멍이 붉은색입니다.
- 목구멍에 하얀색이나 노란색 반점들이 나타날 수 있습니다.

## 집에서 무엇을 시도해 볼 수 있나요?

- 아이의 목구멍에 흰색이나 노란색 반점들이 있는지 들여다 보십시오.
- 아이에게 부드러운 음식을 주고 평소보다 더 많은 양의 음료수를 마시도록 하십시오. 차가운 음식을 먹으면 아이 목구멍의 느낌이 좀 더 나아질 수 있습니다.
- 다음의 음식들은 목구멍이 아플 때 먹기에 편안한 음식들입니다.
  - 애플 소스 ▪ 아이스크림 ▪ 젤로 (Jell-O)
  - 아이스바 (4세 이상의 어린이에게만)

- 소다 또는 오렌지 쥬스와 같은 산성 성분의 쥬스는 목구멍을 아프게 할 수도 있습니다.
- 통증이나 열이 오르는 증상에는 타이레놀을 주십시오. 라벨을 읽고고 약을 얼마나 줘야 하는지 알아보십시오.
- 8세 이상의 어린이들에게는 양치질 물약으로 입 안을 가셔내도록 하십시오.

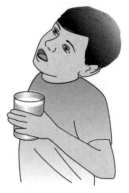

- 인후염은 경우에 따라 약을 복용할 필요가 있습니다. 담당 의사가 약을 복용하도록 처방한 경우에는 의사가 설명한 방법에 따라서만 약을 주십시오.

## 언제 의사나 간호사에게 연락해야 할까요?

- 아이의 목구멍에 흰색이나 노란색 반점들이 보일 때.
- 아이가 입을 크게 벌리지 못할 때.
- 아이가 침을 흘리고 삼키지 못할 때.
- 아이가 잠을 잘 못잘 때.
- 아이가 음료수를 마시지 않으려고 할 때.
- 아이가 8시간 동안 소변을 보지 않았을 때.
- 아이에게 발진도 나타날 때.

## 인후염에 대해서 알아야 하는 것에는 또 어떤 것들이 있나요?

- 대부분의 경우 인후염에는 약이 필요하지 않습니다.
- 담당 의사가 지시하지 않는 한, 시판되는 목에 뿌리는 약을 사용하지 마십시오.

- 담당 의사가 약을 복용하도록 지시한 경우, 약을 반드시 끝까지 복용하도록 하십시오. 아이가 회복된 것처럼 보이더라도 그렇게 하십시오.
- 아이에게 오래된 약이나 다른 사람의 약을 절대로 주지 마십시오.

# 아이가 뭔가를 삼켰을 때

## 무엇인가요?

아이가 음식이 아닌 다른 물질을 삼킨 상태를 말합니다.

## 어떤 증상이 있나요?

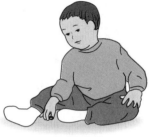

- 아이가 삼켰을 가능성이 있는 물건이 보이지 않을 수 있습니다.
- 아이가 자신이 뭔가를 삼켰다고 말할 수도 있습니다.
- 뭔가가 목에 걸린 경우, 아이는 숨이 막히거나 기침을 할 수 있습니다.

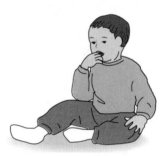

## 집에서 무엇을 시도해 볼 수 있나요?

- 겉보기에 또는 아이 스스로 느끼기에 괜찮은 것 같으면 물을 마시도록 하십시오. 물이 아무 문제 없이 내려가면 아이에게 빵을 조금 먹이십시오.
- 아이의 대변을 매일 살펴 보아서 삼킨 것이 나오는지 확인하십시오.
- 대변을 칼로 잘라볼 수도 있습니다. 아니면 채나 방충망 같은 것으로 걸러볼 수도 있습니다.

## 언제 의사나 간호사에게 연락해야 할까요?

- 아이가 다음의 것들을 삼켰을 때
  - 날카로운 것

- ▪ 페니보다 큰 물건
- ▪ 시계 배터리
- 아이가 삼키거나 숨쉬기 힘들어 할 때.
- 아이가 기침을 멈추지 못할 때.
- 아이의 대변에 피가 묻어 있을 때.
- 아이가 토하거나 위에 통증이 있을 때.
- 아이의 가슴이나 목구멍에 통증이 있을 때.
- 아이가 아파보일 때.
- 아이의 대변을 7일 동안 확인했는데 아무것도 발견하지 못했을 때.

## 물건을 삼킨 것에 대해 알아야 하는 것에는 또 어떤 것들이 있나요?

- 대부분의 이물질은 3-4일 이내에 몸 밖으로 빠져나갑니다.
- 아래의 것보다 작은 크기의 물건을 아이들 가까이에 두지 마십시오.

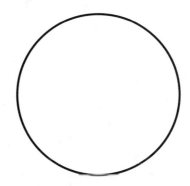

- 아이가 시계 배터리를 삼켰을 경우, 아이에게 매우 해롭습니다. 의사에게 바로 연락 하십시오.

# 젖니의 생성

## 무엇인가요?

아기의 잇몸을 뚫고 새 치아가 돋아나는 것을 말합니다. 젖니는 아기들이 생후 4-6개월부터 나오기 시작합니다. 젖니가 나오는 시기는 아기가 2-3세가 될 때까지 계속될 수 있습니다.

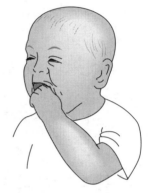

## 어떤 증상이 있나요?

* 잇몸에 작은 혹들이 보이고 어떤 것들은 붉은색을 띱니다.
* 잇몸이 부어있을 수 있습니다.
* 아기가 보챌 수 있습니다.
* 아기가 손가락을 깨물거나 물건들을 입 안에 넣으려 할 수 있습니다.
* 아기의 입과 턱이 침에 항상 젖어있습니다.
* 아기의 잇몸에 푸른색이나 검은색 반점들이 있습니다.

## 집에서 제가 무엇을 시도해 볼 수 있나요?

* 손가락이나 찬 물수건으로 아기의 잇몸을 문지르면 통증을 가라앉히는데 도움이 됩니다.

76

# 젖니의 생성

- 아기에게 고리 모양의 딱딱한 물리개(물렁한 젤이 들어있지 않은)나 찬 물수건을 씹도록 주십시오.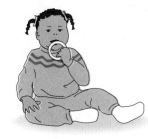

- 아기가 많이 보채면 타이레놀을 주십시오. 라벨을 읽고 약을 얼마나 줘야하는지 알아보십시오.

## 언제 의사나 간호사에게 연락해야 할까요?

- 아기가 보기에나 행동하는 것이 아파보일 때.

- 질문할 것들이 있을 때.

## 젖니가 나는 시기에 대해서 알아야 하는 것에는 또 어떤 것들이 있나요?

- 젖니가 날 때 대부분의 경우, 의료적 치료가 필요치 않습니다.

- 잇몸에 젖니 날 때 바르는 약을 발라주지 마십시오.

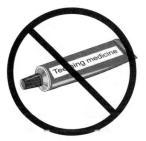

# 젖니의 생성

- 아기의 목에다 고리 모양의 물리개를 묶어주지 마십시오. 잘못하면 아기의 숨통을 막아 질식할 수도 있습니다.

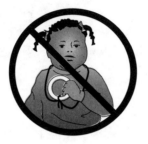

- 아기에게 젖병 혹은 우유나 쥬스가 담긴 컵을 물린 채로 재우지 마십시오. 그렇게 하면 아기의 이가 썩을 수 있습니다.
- 먹인 후와 밤에 재우기 전에 물수건이나 부드러운 칫솔로 아기의 잇몸과 치아를 닦아주십시오.

# 치통

## 무엇인가요?
보통 이가 썩어서(충치) 생기는 통증입니다.

## 어떤 증상이 있나요?
- 이에 흰색이나 갈색 반점들이 보일 수 있습니다.
- 아이의 이 가까운 부분의 잇몸에 작고 붉은 혹들이 생긴 것을 볼 수도 있습니다.
- 아이의 뺨이 부어있을 수도 있습니다.
- 잇몸에서 고름이 나올 수도 있습니다.
- 아이에게 열이 날 수 있습니다.

## 집에서 무엇을 시도해 볼 수 있나요?
- 치아의 양쪽을 치실로 청소하십시오. 그렇게 하면 이 사이에 낀 음식물을 제거할 수 있습니다.
- 통증이 있으면 타이레놀을 주십시오. 라벨을 읽어서 약을 얼마나 줘야 하는지 알아보십시오.

## 충치를 예방하기 위해서 무엇을 할 수 있을까요?
- 아기에게 젖병 혹은 유아용 컵을 물린 채로 재우지 **마십시오.** 우유나 쥬스가 이에 밤새도록 남아. **충치를 일으키는 원인이 됩니다.**

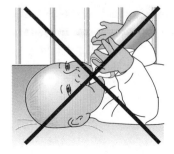

79

- 불소(fluoride)는 충치와 싸우는 역할을 합니다. 어떤 수돗물에는 불소가 들어있습니다. 담당 의사에게 아이가 추가로 불소를 사용할 필요가 있는지 질문하십시오.

- 아기의 이가 나오는 대로 매일 닦아주기 시작하십시오. 작고 부드러운 치솔이나 물수건을 사용하십시오. 치약은 사용할 필요가 없습니다. 치약을 사용할 경우에는 완두콩 정도의 소량만 사용하십시오. 아이가 치약을 뱉어낼 수 있어야 합니다.

- 아이가 2살이 됐을 때부터 이 닦는 법을 가르치십시오. 아이가 5살이 될 때까지는 이 닦는 것을 도와줘야합니다.

- 아이에게 첫 번째 이가 났을 때 그리고 한 살이 되기 전에 치과 의사에게 아이를 보이십시오.

- 어릴 때부터 아이에게 치실을 사용하는 법을 가르치십시오. 아이의 치아가 나란히 나자마자 바로 시작하게 하십시오.

- 아이가 6살이 될 때까지 치아 관리를 도와주십시오.

- 3-4개월에 한 번씩 새 칫솔을 사십시오. 가족 모두 각자 자신의 칫솔이 있어야 됩니다. 칫솔은 다른 사람과 같이 쓰면 안됩니다.

# 치통

## 언제 의사, 간호사 또는 치과의사에게 연락해야 할까요?

- 입 안에 갈색이나 검은색 반점이 보일 경우 치과의사에게 연락하십시오.
- 아이가 치통을 호소하면 치과의사에게 연락하십시오.
- 아이에게 열이 있거나 뺨, 턱 또는 턱아래 부분이 부은 경우 담당 의사에게 연락하십시오.

## 치아와 치통에 대해 알아야 하는 것에는 또 어떤 것들이 있나요?

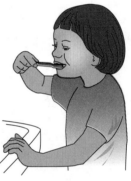

- 아이의 치아는 매우 중요합니다. 잘 관리해 주십시오.
- 모든 충치는 치과의사에게 보여야 합니다.
- 치아 봉함제는 이가 썩는 것을 중단시키기 위해 덮는 투명한 물질 입니다. 담당 치과의사에게 봉함제에 대해 질문 하십시오.
- 치약에는 불소가 들어있습니다. 아이의 이를 닦아 줄 경우, 완두콩 정도 크기의 소량만을 사용하십시오. 아이가 치약을 먹지 못하게 하십시오.
- 치약 먹는 것을 좋아하는 아이들도 있습니다. 치약을 아이의 손이 미치지 않는 곳에 보관하십시오.
- 아이는 치약을 뱉어야 합니다.

# 입 안의 흰색 반점들 (아구창)

## 무엇인가요?

아구창은 입 안이 감염된 상태입니다.

## 어떤 증상이 있나요?

- 아기의 혀, 잇몸과 볼 안쪽에 생기는 우유 같은 흰색 반점들입니다.
- 흰색 반점들을 문질러도 없어지지 않습니다.
- 아기가 젖을 빨면서 울 수도 있습니다.

## 집에서 무엇을 시도해 볼 수 있나요?

- 아기는 의사로부터 받은 약이 필요합니다.
- 아기를 먹인 후에 약을 주십시오.
- 입 안 뺨 안쪽에 각각 약을 넣어 주십시오. 손가락에 약을 묻혀서 반점 위에 문질러 줄 수도 있습니다. 그렇게 하기 전에 손을 잘 씻으십시오.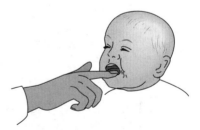
- 약을 준 후에 30분 동안은 아기에게 음식이나 음료수를 주지 마십시오.
- 아기가 빨지 못하면 컵이나 스푼으로 음식을 먹이십시오.
- 먹일 때마다 깨끗한 젖꼭지를 사용하십시오.

# 입 안의 흰색 반점들 (아구창)

- 젖병을 항상 청결히 유지하여 사용하십시오. 씻지 않은 우유병을 재사용하지 마십시오.
- 아기 입에 들어가는 모든 것은 비누와 뜨거운 물로 닦으십시오.
- 치료 후 병 뚜껑의 꼭지와 고무 젖꼭지를 갈아주십시오.

## 언제 의사나 간호사에게 연락해야 할까요?

- 아기의 입 안에 흰색 반점들이 나타났을 때. 살살 문질러도 반점들이 없어지지 않을 때.
- 아기가 먹으려고 하지 않을 때.
- 약을 사용한 후 10일이 지나도 반점들이 없어지지 않을 때.
- 아기가 화씨 100도 이상의 열이 날 때 (항문 측정).
- 아이에게 기저귀 발진도 있을 때.

## 아구창에 대해서 알아야 하는 것에는 또 어떤 것들이 있나요?

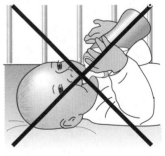

- 우유병이나 고무 젖꼭지를 물린 채로 아기를 재우지 마십시오.
- 항상 고무 젖꼭지와 우유병 젖꼭지를 비누와 뜨거운 물로 잘 닦으십시오.
- 아기를 먹이기 전 항상 손을 잘 씻으십시오.
- 모유수유 중이라면, 젖꼭지에 통증, 가려움증이나 분홍색 피부가 벗겨지는 증상이 나타날 때 담당 의사에게 연락 하십시오.
- 기저귀가 닿는 부위에도 아구창이 생길 수 있습니다.

# 아이의 호흡　7

## 노트

# 감기와 독감

## 무엇인가요?

코와 목구멍에 걸리는 쉽게 퍼지는 질병 (바이러스). 병은 약 7일 동안 지속됩니다. 아이들은 일 년에 약 여섯 번 감기에 걸립니다.

## 어떤 증상이 있나요?

- 붉은색의 코와 콧물
- 재채기
- 눈물 고인 눈
- 마른 기침
- 아이가 먹으려 하지 않을 수 있습니다.
- 아기가 우유병이나 모유 먹는 것을 힘들어 할 수도 있습니다.
- 열과 오한

## 집에서 무엇을 시도해 볼 수 있나요?

- 아이가 충분히 휴식을 취하게 하십시오.
- 잘 때 아이의 머리를 높게 해주십시오. 그렇게 하면 숨쉬는 데에 도움이 됩니다. 매트리스 아래에 뭔가를 넣어서 아기의 머리 위치를 높여주십시오. 아기의 침대에는 절대로 베개를 넣지 마십시오.
- 한 시간마다 아이가 음료수를 마시게 하십시오.
- 티슈는 한 번만 사용하고 버리십시오.

- 9개월이 지난 아이가 열이 날 경우, 타이레놀을 줘도 됩니다. 콧물이 날 때는 다이메탭 엘릭서 (Dimetapp Elixir)나 피디아케어(PediaCare)를 줘도 됩니다. 라벨을 읽고 약을 얼마나 줘야하는지 알아보십시오.

- 경우에 따라 아기들이 코가 막혀 빨지 못하는 경우도 있습니다. 부드러운 고무 흡입기구(rubber suction bulb)를 써서 막힌 코를 뚫어 줄 수 있습니다. 그렇게 해주면 아기가 젖을 빠는 데 도움이 됩니다.

## 흡입기구(석션 벌브)를 어떻게 사용하나요?

- 우선 둥그런 부분을 꾹 눌러 공기를 뺍니다.
- 고무로 된 끝부분을 살짝 아기의 한쪽 코 (콧구멍)에 넣습니다.
- 둥그런 부분에서 누르고 있는 손을 서서히 떼십시오.
- 그러면 아기의 코에서 액체가 빨려나오게 됩니다.
- 그 액체를 쓰레기 통에 버리십시오.
- 다른쪽 콧구멍에도 똑같이 해주십시오.
- 하루에 3-4회 이상은 하지 마십시오.
- 사용 후 흡입기구를 비누와 따뜻한 물로 씻으십시오.

## 언제 의사나 간호사에게 연락해야 할까요?

- 아이가 6일이 지나도 계속 아플 때.
- 흡입기구로 코를 깨끗하게 해주었는데도 숨쉬기 힘들어 할 때.
- 아이의 목에 통증이 있거나 목이 뻣뻣할 때.
- 아이의 귀에 통증이 있을 때.
- 아이의 피부에 발진이나 붉은 상처가 났을 때.

# 감기와 독감

- 아이가 기침을 할 때 초록색, 노란색 또는 회색 물질이 하루 이상 나올 때.

- 아이가 겉보기에 또는 행동하는 것이 아파보일 때.

- 아이가 3일이 지나도 계속 열이 화씨 100.4도가 넘을 때.

- 아이가 잘 삼키지 못할 때.

- 아이가 잘 마시지 못할 때. 아이의 소변양이 줄어들었거나 소변 보는 횟수가 6시간마다 한 번의 간격보다 적을 때.

- 아기가 울음을 그치지 않을 때.

- 아기가 졸려하고 먹거나 마시지 않으려 할 때.

- 아기가 하루에 최소한 기저귀를 6번 적시지 않을 때.

## 감기와 독감에 대해서 알아야 하는 것에는 또 어떤 것이 있습니까?

- 감기나 독감을 완치시키는 약은 없습니다. 아이는 시간이 지나고, 휴식을 취하고, 수분을 많이 섭취하면 회복될 것입니다.

- 감기나 독감은 다른 병으로 발전할 수 있습니다. 아이의 상태가 7일 이내에 호전되지 않으면 담당 의사에게 연락 하십시오.

- 감기와 독감은 한 사람에게서 다른 사람에게로 쉽게 전염될 수 있습니다. 기침과 재채기를 할 때는 깨끗한 티슈로 가리십시오. 그 후 손을 씻으십시오.

- 아이에게 손을 자주 씻도록 가르치십시오.

# 기침

## 무엇인가요?

기침은 몸이 목구멍, 기도, 폐를 깨끗하게 하는 방법입니다. 기침이 나는 것 자체가 병은 아닙니다. 그것은 병에 걸렸다는 신호일 수 있습니다.

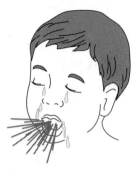

## 어떤 증상이 있나요?

- 아이가 기침할 때 투명하거나 흰색, 노란색, 초록색 또는 갈색 점액을 올릴 수 있습니다.
- 아이가 기침 때문에 잠을 못 잘 수도 있습니다.
- 아이가 멈추지 않고 계속 기침을 할 수도 있습니다 (기침 발작).
- 아이가 기침할 때 숨쉬는 것을 힘들어 할 수도 있습니다.
- 아이에게 열이 날 수 있습니다.
- 아이가 콧물을 흘리고 코가 막힐 수 있습니다.

## 집에서 무엇을 시도해 볼 수 있나요?

- 아이에게 평소보다 더 많은 양의 음료수를 마시도록 하십시오. 따뜻한 레모네이드, 사과쥬스, 물이 좋습니다.

# 기침

- 건조한 공기 때문에 아이의 기침이 악화됩니다. 밤에 아이의 방에 서늘하거나 따뜻한 증기가 나오는 가습기를 사용하십시오. 샤워에서 나오는 증기가 마른 기침에 도움이 될 수 있습니다.

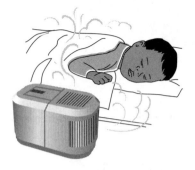

- 공기에 떠있는 연기 때문에 아이가 기침을 할 수 있습니다. 누구든 절대로 아이 근처에서 담배를 피우지 못하게 하십시오.

- 한 살 이상의 어린이들에게는 꿀을 사용해서 기침을 완화시킬 수 있습니다. 꿀은 1세 미만의 아기에게는 주지 **마십시오**.

- 아이가 마른 기침 때문에 잠을 자지 못하면 로비투신 디엠(Robitussin DM)과 같은 처방전 없이 사는 약을 줄 수 있습니다. 적절한 약을 선택하기 위해 담당 의사나 약사에게 도움을 청하십시오.

- 아이가 가래 끓는 기침을 할 경우, 의사의 지시가 없는 한, 처방전 없이 살 수 있는 기침약을 주지 마십시오. 아이가 가래 끓는 기침을 한다는 것은 기침할 때 가래가 올라온다는 뜻입니다.

## 언제 의사나 간호사에게 연락해야 할까요?

- 3개월 미만의 아기가 기침을 할 때.
- 아이가 기침할 때 피가 나왔을 때.
- 아이가 기침할 때 입술이 파랗게 변할 때.
- 숨을 빠르고 힘들게 쉴 때.
- 아이가 숨을 쉬지 못할 때 **911에 전화하십시오**.
- 아이가 쉰소리(휘파람 소리)나 개가 짖는 것 같은 소리를 낼 때.

# 기침

- 아이가 음식 때문에 목이 메인 후에 기침을 시작했을 때.
- 아이가 기침과 함께 농도가 진한 초록색이나 갈색 가래를 올릴 때.
- 아이가 기침을 멈추지 못할 때.
- 아이가 기침을 하며 가슴에 통증이 있을 때.
- 아이가 기침을 하면서 3일 이상 열이 날 때.
- 아이가 기침을 하며 토할 때.
- 기침이 7일이 지나도 멈추지 않을 때.
- 아이가 기침 때문에 잠을 자지 못할 때.

## 기침에 대해서 알아야 하는 것에는 또 어떤 것들이 있나요?

- 기침을 하는 데에는 여러 가지 원인이 있을 수 있습니다. 이 원인들에는 연기, 알레르기, 바이러스 감염이 포함됩니다.
- 누구든 절대로 아이 근처에서 담배를 피우지 못하게 하십시오. 공중에 있는 연기를 마시는 것을 간접 흡연이라고 합니다. 간접 흡연을 통해 연기를 마시는 것은 아이에게 매우 해롭습니다.
- 의사가 지시하지 않는 한, 낮시간 동안에 아이에게 기침약을 주지 마십시오.
- 기침약은 아이를 편안하게 하기 위해 사용합니다. 병이 호전됨에 따라 기침도 더 나아질 것입니다.

# 크루프성 기침
# (기막성 후두염)

## 무엇인가요?

아이가 숨쉬기 힘들어하는 상태입니다. 아이의 기침소리가 개나 물개가 짖는 소리처럼 들립니다. 크루프는 보통 밤에 더 악화됩니다. 이 병은 갑자기 발병할 수 있습니다.

## 어떤 증상이 있나요?

- 아이가 숨쉬기 힘들어 합니다.
- 아이가 무서워할 수 있습니다.
- 아이의 열이 화씨 100-102도가 될 수 있습니다.
- 아이가 숨쉴 때 콧구멍이 크게 벌어질 수 있습니다.
- 아이가 숨을 들이마실 때 갈비뼈 사이의 공간이 쑥 빨려 들어가는 걸 볼 수도 있습니다.
- 아이가 호흡곤란으로 인해 말하거나 울지 못할 수도 있습니다.

## 집에서 무엇을 시도해 볼 수 있나요?

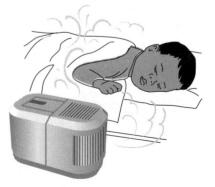

- 일주일 동안 아이의 침대 옆에 시원한 증기가 나오는 가습기를 틀어주십시오. 아이를 따뜻하게 입히십시오. 방의 온도를 시원하게 하십시오.

# 크루프성 기침 (기막성 후두염)

- 목욕탕 문을 닫은 상태에서 뜨거운 물을 틀어놔 목욕탕 이 수증기로 가득차게 하십시오. 아이와 함께 목욕탕에 20분동안 앉아 있으십시오. 이야기책을 소리내어 읽어주어 아이가 안정하도록 해주십시오.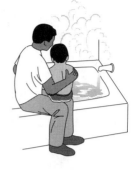

- 시원하고 습한 공기가 숨쉬는 데에 도움이 될 수 있습니다. 아이를 담요로 감싼 후 10-20분 정도 밤 공기를 쐬어줄 수도 있습니다.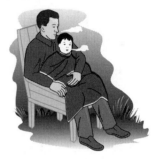

- 아이가 깨면 밤 사이에 위의 방법들을 몇 차례 반복해 보십시오.

- 아이에게 따뜻하고 투명한 음료수를 주십시오. 사과쥬스, 물, 차가 좋습니다. 이런 음료수들은 가래를 풀어주고 목구멍을 편안하게 해줍니다.

- **아이에게 어떤 기침약도 주지 마십시오.** 기침약은 이런 종류의 기침에는 도움이 되지 않습니다.

- 누구든 절대로 아이 근처에서 담배를 피우지 못하게 하십시오.

## 언제 의사나 간호사에게 연락해야 할까요?

- 아이가 숨을 못쉬거나 파랗게 질리면 **911에 전화하십시오.** 구강 대 구강 호흡법을 시작하십시오 (155 페이지를 참조하십시오).

- 아이가 숨을 들이쉴 때 그르렁거리는 소리를 냅니다.

# 크루프성 기침 (기막성 후두염)

- 아이가 숨을 내쉴 때 그르렁거리는 소리가 날 경우, 담당 의사에게 연락하십시오. 아이가 천식에 걸렸을 수도 있습니다.
- 아이가 침을 흘리고 삼키지 못할 수 있습니다.
- 숨쉬기가 너무 힘들어 아이가 걷지 못할 수도 있습니다.
- 아이가 밤공기를 쐬거나 목욕탕 수증기를 들이마셔도 나아지지 않을 때.
- 아이가 한 시간 동안 쉬지 않고 계속 기침할 때.
- 크루프성 기침을 사흘이 지나도 계속 할 때.
- 크루프 증상이 낮시간에도 호전되지 않을 때.
- 아이가 벌레에 물리거나 약을 복용한 후 크루프 증상이 시작됐을 때 **911에 전화하십시오.**
- 아이의 귀가 아프고 목구멍이 심하게 아플 때.

## 크루프에 대해서 알아야 하는 것에는 또 어떤 것들이 있나요?

- 크루프는 바이러스에 의해 발생합니다. 이 병은 2-4세 사이의 아이들에게 더 흔히 나타납니다.
- 크루프 증상은 7일간 밤마다 매일 나타날 수 있습니다. 아이가 호흡하기 힘들어 하는지 관심을 두고 지켜보십시오.

# 아이의 위 8

## 노트

# 혈변

## 무엇인가요?

아이의 대변에 피가 묻어 있습니다. 대변은 bowel movement 또는 stool이라고 부릅니다.

## 어떤 증상이 있나요?

- 대변에 선명한 빨간색 피가 섞여나온 것이 보입니다.
- 변기의 물이 빨갛게 보일 수 있습니다.
- 화장실 휴지나 아기 닦아주는 위생 화장지에 피가 묻어 나옵니다.
- 대변이 검은색이거나 아주 어두운 붉은색일 수 있습니다.
- 아이가 설사를 할 수도 있습니다.
- 아이가 아파보일 수 있습니다.

## 집에서 무엇을 시도해 볼 수 있나요?

- 아이의 항문에 상처난 곳이 없는지 보십시오. 아이가 변비에 걸렸으면 (만일 대변이 건조하고 딱딱하면) 항문에 상처가 생길 수 있습니다.
- 대변의 색깔을 관찰하십시오. 대변을 약간 채취해서 의사에게 갖다 보이십시오.
- 아이에게 붉은색 음식이나 음료수를 주는 것을 중단하십시오.

# 혈변

## 언제 의사나 간호사에게 연락해야 할까요?

- 대변이 검은색이나 붉은색일 때.
- 아이의 대변에 피가 섞여있다고 판단될 때.

## 혈변에 대해 알아야 하는 것에는 또 어떤 것들이 있나요?

- 지난 24시간 사이에 붉은색 음식이나 음료수를 섭취했으면 대변이 붉은색으로 나올 수 있습니다. 그것은 피가 아닐 수도 있습니다.
- 아이가 코피를 흘린 후 피를 삼켰으면 변의 색이 검은색으로 변할 수 있습니다. 오레오 쿠키와 같은 검은색 음식도 대변을 검게 만듭니다.
- 아이의 항문에 상처가 났거나 작게 찢어져 있으면 변의 표면에 피가 어느 정도 묻어있을 수 있습니다.
- 비타민과 같은 일부 약에는 철분이 들어있습니다. 철분은 대변 색깔을 검게 만들 수 있습니다.
- 정상적인 대변의 색깔은 노란색, 초록색, 밝은 갈색 또는 어두운 갈색입니다.

# 영아 산통 (배앓이)

## 무엇인가요?

아기가 오랫동안 울고 달랠 수가 없습니다. 영아 산통(colic)은 매우 흔히 일어납니다. 생후 2주에 발작적으로 우는 현상이 시작될 수도 있습니다. 영아 산통은 종종 아기가 생후 3-4개월 때 멎으나 그보다 오래 지속될 수도 있습니다.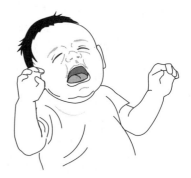

## 어떤 증상이 있나요?

- 아기가 이유 없이 웁니다.
- 아기가 울지 않을 때는 정상으로 보입니다.
- 아기가 발작적으로 우는 일은 하루에 여러 차례 있을 수 있습니다. 우는 시간은 몇 분에서 1-2시간까지 지속될 수 있습니다.
- 아기가 우는 동안 두 다리를 배 쪽으로 끌어올릴 수도 있습니다. 또한 우는 동안 발작적으로 두 다리를 쭉 뻗을 수도 있습니다.

## 집에서 무엇을 시도해 볼 수 있나요?

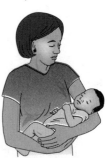

- 아기를 살살 안아서 흔들어 줍니다.
- 아기를 아기 그네에 태워보십시오.

# 영아 산통 (배앓이)

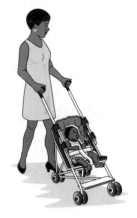

- 유모차에 아기를 태우고 산책을 하십시오.

- 아기를 담요에 포근하게 감싸 주십시오.

- 아기에게 패시파이어라고 부르는 고무 젖꼭지를 물려주십시오.

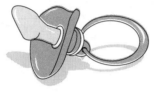

- 아기에게 $\frac{1}{2}$ 온스의 모유나 우유를 먹일 때마다 트림을 많이 시키십시오.

- 아기에게 제일 잘 듣는 방법을 알아낸 후 그대로 하십시오.

- 당신이 휴식이 필요하면 다른 사람이 아기 돌보는 것을 도울 수 있도록 하십시오.

- 담당 의사의 지시가 없는 한, 아기에게 어떤 약도 주지 마십시오.

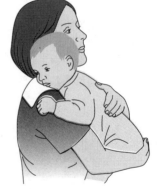

## 언제 의사나 간호사에게 연락해야 할까요?

- 아이가 3시간 이상 계속 울 때.
- 아기가 평소보나 낳이 울 때.
- 아기가 우는 동안 통증을 느끼는 것 같을 때.
- 아기가 울지 않아도 아픈 것처럼 행동할 때.
- 4개월이 지난 아기가 발작적으로 울 때.
- 아기에게 열이 있을 때.

- 아기가 먹지 않을 때.
- 아기에 대해 걱정이 될 때.
- 뭔가 잘못됐다고 느껴질 때.

## 영아 산통에 대해서 알아야 하는 것에는 또 어떤 것들이 있나요?

- 영아 산통이 있다는 것은 당신이 나쁜 부모이거나 뭔가 잘못하고 있다는 뜻은 아닙니다.
- 아기를 가진 다른 부모들과 얘기를 나눠 보십시오. 아기가 울 때 다른 사람들은 어떻게 하는지 알아보십시오.
- 아기에게 소리를 지르거나 아기를 때리지 마십시오. 아기를 그냥 안아서 흔들어 주십시오.
- 절대로 아기를 심하게 흔들면 안됩니다. 아기를 심하게 흔들면 아기가 심하게 다치거나 사망할 수 있습니다.
- 어떻게 해야할지 모를 때 당신은 피곤하고 기분이 좋지 않을 수 있습니다. 아기를 안전한 곳에 두고 다른 곳으로 가십시오. 당신이 휴식을 취할 수 있도록 다른 사람에게 도움을 요청하십시오.

# 변비

## 무엇인가요?

변이 딱딱하고 건조하여 몸 밖으로 내보내기에 고통스러운 상태를 의미합니다.

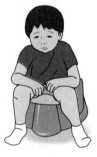

## 어떤 증상이 있나요?

- 아이가 전보다 변을 덜 자주 봅니다.
- 아이가 여러 번 시도를 해도 변이 나오지 않습니다.
- 마침내 대변이 나왔을 때 매우 딱딱합니다.

## 집에서 무엇을 시도해 볼 수 있나요?

- 아이에게 평소보다 더 많은 양의 음료수를 마시도록 하십시오.
- 한 살 미만의 아기의 경우, 물을 더 많이 먹여도 소용없다면, 1온스에서 2온스 정도의 자두쥬스를 물과 섞어서 (자두쥬스 반, 물 반의 비율로) 하루에 두 번 주십시오.
- 6개월 이상의 아기인 경우 다음의 음식을 하루에 두 번 먹이십시오.
  - 완두콩
  - 콩
  - 배
  - 자두
  - 말린 자두
  - 고구마
  - 복숭아

# 변비

- 한 살 이상의 아기에게는 다음과 같은 음식을 주십시오.
  - 완두콩
  - 말린 자두
  - 사과쥬스
  - 브랜(밀기울) 시리얼
  - 통밀빵
  - 콩
  - 대추
  - 그래햄 크래커
  - 브랜 머핀 (컵 케이크)

- 아이가 활동을 더욱 많이 하도록 도와주십시오. 아이가 걷고, 뛰고, 더 많이 놀게 하십시오.

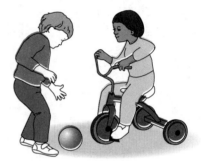

- 대변이 정상으로 나올 때까지 다음과 같은 음식은 주지 마십시오.
  - 아이스크림
  - 쌀
  - 당근
  - 치즈
  - 바나나

- 담당 의사의 지시가 없으면 변비약을 주지 마십시오.

## 언제 의사나 간호사에게 연락해야 할까요?

- 아기에게 복통이 있을 때.
- 대변 색깔이 검게 보일 때.
- 변에 피가 있는 것이 보일 때.
- 대변 보기 전이나 후에 화장실 사용을 할 줄 아는 아이의 바지에 갈색 액체가 묻어있는 것이 보일 때.
- 아이가 집에서 할 수 있는 방법을 써 본 후 3일이 지났는데도 대변을 보지 못할 때.

## 변비에 대해서 알아야 할 것에는 또 어떤 것들이 있나요?

- 의사가 지시하지 않는 한, 아이의 항문에 약을 넣지 마십시오.

- 아기가 대변을 보는 동안 얼굴이 빨개지고, 끙끙대며, 힘을 줄 수도 있습니다. 대변이 나왔을 때 부드럽게 보이면 정상일 수도 있습니다.

- 어떤 아기들은 2-3일 동안 대변을 보지 않기도 합니다. 이것은 정상일 수도 있습니다. 아기들은 대변을 매일 볼 필요가 없습니다.

# 설사

## 무엇인가요?

매우 묽고 부드러운 대변. 아이가 감기, 독감이나 다른 병에 걸렸을 때 설사를 할 수 있습니다. 설사를 "having the runs" 라고 표현하기도 합니다.

## 어떤 증상이 있나요?

- 전보다 많은 양의 대변이 나옵니다.
- 대변이 묽게 나옵니다.
- 아이의 엉덩이가 빨갛고 아픕니다.
- 아이에게 열이 날 수 있습니다.
- 아이가 복통을 느낄 수 있습니다.

## 집에서 무엇을 시도해 볼 수 있나요?

- 모유수유를 하는 경우, 계속 젖을 먹이십시오.
- 아기에게 우유를 먹이는 경우, 하루에 5번 이상 묽은 변을 본다면 24시간 동안 우유 주는 것을 중단해야 하는지 의사나 간호사에게 문의하십시오.
- 피디아라이트(Pedialyte)와 같은 투명한 액체를 아기에게 주십시오.

# 설사

- 일반 음식을 먹는 아이들의 경우, 투명한 음료수를 잘 마시고 배고파하면 다음과 같은 음식들을 소량으로 주어도 좋습니다.

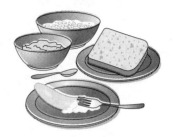

  - 잘 익은 바나나 으깬 것

  - 애플 소스

  - 라이스 시리얼

  - 버터를 바르지 않은 토스트 (빵)

- 설사가 멎으면 서서히 아이에게 일반 음식을 먹이기 시작하십시오. 설사가 멎고 24-48시간 후에 우유나 분유를 주십시오.

- 설사는 피부를 따갑게 합니다. 아기가 대변을 볼 때마다 기저귀를 바로 갈아주십시오. 아기의 엉덩이를 순한 비누와 물로 씻어 주십시오. 기저귀 발진을 예방하기 위해 아기의 엉덩이에 데시틴 (Desitin) 이나 아연화(zinc oxide) 연고를 발라 주십시오.

- 설사를 하는 아기에게는 아기용 물티슈를 사용하지 마십시오. 물티슈는 아기의 피부를 따갑게 할 수 있습니다.

- 어린이들은 엉덩이의 통증을 피하기 위해 깨끗이 닦도록 도와주십시오. 아이를 욕조에서 목욕을 시키십시오.

- 의사와 상의하지 않고 아이에게 처방전 없이 살 수 있는 설사약을 수지 마십시오.

## 언제 의사나 간호사에게 연락해야 할까요?

- 아이가 겉보기에 그리고 행동하는 것이 아파보일 때.

- 아이가 어떤 음료수도 마시지 않으려고 할 때.

- 6-8시간 동안 극히 적은 양의 소변을 보거나 전혀 보지 않을 때.

- 아이의 입이 건조하고 끈적끈적할 때.

- 아이가 다른 탈수 증상들을 보일 때 (95페이지의 목록을 참조하십시오).

- 아이에게 열이 있을 때.

- 아이의 대변에 피가 묻어 있을 때.

- 아이가 배(위)에 통증을 느낄 때.

## 설사를 예방하기 위해서 무엇을 할 수 있을까요?

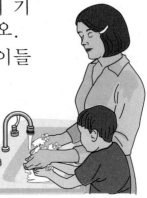

- 병균이 설사의 원인입니다. 아기의 기저귀를 간 후 항상 손을 씻으십시오.

- 아기의 손을 자주 씻기십시오. 아이들에게 먹기 전에 손을 씻도록 가르치십시오.

- 아기 젖병과 젖꼭지를 비누와 뜨거운 물로 씻고 나서. 잘 헹구십시오.

- 아기가 마시지 않은 우유(포뮬러)는 버리십시오. 나중에 다시 주지 마십시오.

- 병균은 상온에 있는 음식물에서 증식됩니다. 상할 수 있는 모든 음식은 냉장고에 보관하십시오.

## 설사에 대해서 알아야 하는 것에는 또 어떤 것이 있습니까?

- 설사는 아이의 몸에서 수분을 많이 잃게 하기 때문에 해로울 수 있습니다. 이것을 탈진이라고 부릅니다.

# 설사

- 탈진 증상은 다음과 같습니다.
  - 건조한 입.
  - 쑥 들어간 눈.
  - 6시간 동안 극히 적은 양의 소변을 보거나 전혀 보지 않음.
  - 소변 색깔이 어두운 노란색일 때.
  - 아이가 우는데 눈물이 나오지 않을 때.
  - 아기 머리의 부드러운 부분(대천문)이 내려 앉았을 때.

  아기가 위의 증상 중 **하나라도** 보이면 바로 담당 의사에게 연락하십시오.
- 신생아들은 대변을 많이 봅니다. 이것은 괜찮습니다.
- 모유를 먹는 아기들은 젖을 먹는 동안, 그리고 먹은 후에 매번 대변을 볼 수 있습니다.
- 우유를 먹는 아기들은 생후 첫 주 동안 하루에 대변을 1-8회 볼 수 있습니다. 그리고 나서 2개월까지 1-4회의 대변을 볼 수 있습니다.
- 생후 2개월이 지난 아기는 하루에 대변을 1-2번 볼 수 있습니다.

# 음식 알레르기

## 무엇인가요?

특정 음식을 먹을 때마다 매번 아이를 아프게 하는 것을 말합니다.

## 어떤 증상이 있나요?

- 아이의 입술, 혓바닥과 입이 팽창되고 부은 듯이 보일 수 있습니다.
- 아이가 설사를 하거나 토할 수도 있습니다.
- 아이의 몸 전체에 붉은색 발진이 생길 수도 있습니다.
- 아이가 숨쉬기 힘들어 할 수 있습니다.
- 아이가 목이 아프거나 콧물이 날 수 있습니다.

## 집에서 무엇을 시도해 볼 수 있나요?

- 아이를 아프게 하는 음식을 알고 있으면 그 음식을 아이에게 주지 마십시오.
- 라벨을 고 아이의 음식에 어떤 것들이 들어있는지 알아보십시오. 음식에 아이를 아프게 하는 성분이 들어있으면 그 음식을 아이에게 주지 마십시오.
- 아이를 아프게 하는 음식을 알지 못한다면 아이가 먹는 음식의 목록을 만드십시오. 어떤 음식이 나쁜 효과를 나타내는지 살펴보십시오.

- 새로운 음식을 주기 시작할 때는 아기에게 한 번에 한 가지씩만 새로운 음식을 주십시오. 이 새로운 음식을 아기에게 많이 주십시오. 아기가 그 음식을 먹고 아픈지 보십시오. 또 다른 새로운 음식을 아기에게 주기 전에 3일을 기다리십시오.

- 아이가 여러 가지 음식을 먹고 그 중 한 음식 때문에 몸이 아프게 되면, 음식을 한 번에 한 종류씩 중단하십시오. 한 가지 음식을 일주일 정도 중단하고 아이의 몸이 어떤지 상태를 확인하십시오.

## 언제 의사나 간호사에게 연락해야 할까요?

- 음식을 먹은 후 아이가 숨을 못쉬거나, 파랗게 또는 창백하게 변하거나 또는 가슴에 통증이 있을 때 **911에 전화하십시오.**

- 아이의 얼굴, 목, 입술 또는 입의 크기가 커졌을 때 **911에 전화하십시오.**

- 아이가 여러 가지 음식을 먹은 후 아플 때.

- 아기가 우유에 알레르기 반응을 보인다고 생각될 때.

## 음식 알레르기에 대해서 알아야 하는 것에는 또 어떤 것이 있습니까?

- 아이들이 어떤 음식에 알레르기가 있을 경우, 아이들은 그 음식을 **먹을 때마다** 더 많이 아프게 됩니다. 어떤 음식 때문에 아이가 아픈지 알아보십시오. 아이에게 그 음식을 주지 마십시오.

- 2세나 3세가 되면 되면 많은 아이들이 한 때 먹으면 아팠던 음식을 먹을 수 있게 됩니다. 그러나 어떤 아이들은 평생동안 그 음식을 먹을 때마다 아픈 반응을 보이는 경우도 있습니다.

# 음식 알레르기

- 아이들에게 음식 알레르기를 많이 일으키는 음식은 다음과 같습니다.
  - 계란
  - 콩
  - 밀
  - 쵸콜렛
  - 감귤류의 쥬스 또는 오렌지와 같은 과일
  - 생선
  - 우유
  - 땅콩 버터
  - 옥수수
  - 딸기
  - 새우와 같은 갑각류 게
  - 견과류
- 한 살 미만의 아기들에게는 갑각류 해산물, 딸기와 쵸콜렛을 주면 안됩니다.
- 아이를 돌보는 모든 사람에게 아이의 음식 알레르기에 대해 알리십시오. 아이에게 주어도 괜찮은 음식들을 알려주고, 아이가 먹을 수 없는 음식의 목록을 주십시오.
- 데이케어나 학교에 아이의 알레르기에 대해 꼭 알려주십시오.
- 아이가 파티에 갈 때, 그 집의 어른들에게 아이가 먹지 못하는 음식에 대해 꼭 알려주십시오.
- 식당에서 음식을 주문하기 전에 음식이 어떻게 만들어지는지 물어보십시오. 음식에 어떤 재료가 들어가는지, 예를 들어, 소스를 만들 때 계란이 들어가는지 알아보십시오.

# 음식 알레르기

- 아이의 음식 알레르기가 심하면, 의료 경고 팔찌를 해주십시오. 아이가 그 팔찌를 항상 착용하게 하십시오. 그 팔찌를 보면 아이의 음식 알레르기에 대해 알 수 있게 됩니다. 담당 의사나 간호사에게 아이에게 팔찌를 해줘야 되는지 문의하십시오.

- 나이가 비교적 있는 어린이들에게는 어떤 음식을 먹으면 안되는지 가르쳐 주십시오.

# 탈장

## 무엇인가요?

사타구니나 배꼽 부분이 튀어 나오거나 불룩하게 되는 것입니다.

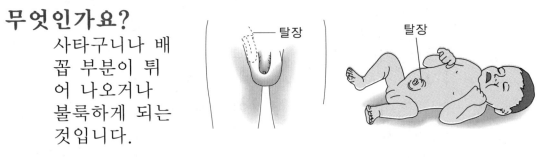

## 어떤 증상이 있나요?

- 사타구니나 배꼽 부위에서 덩어리가 보입니다.
- 아기가 울 때 그 덩어리가 보일 수도 있습니다. 아기가 울음을 그치면 보이지 않을 수도 있습니다.
- 덩어리 위의 피부가 붉은색이 될 수도 있습니다.

## 집에서 무엇을 시도해 볼 수 있나요?

- 덩어리가 있는지 살펴보고, 덩어리가 발견되면 담당 의사에게 알리십시오.

## 언제 의사나 간호사에게 연락해야 할까요?

- 아이에게서 덩어리가 발견되고, 통증이 있거나 열이 나거나 토할 때 의사에게 즉시 연락하십시오.
- 덩어리 위의 피부가 붉은색이나 푸른색이면 의사에게 즉시 연락하십시오.
- 의사에게 덩어리에 대해 알리십시오. 아기가 울음을 그칠 때 덩어리가 없어지더라고 의사에게 알려야 합니다.

112

# 탈장에 대해서 알아야 하는 것에는 또 어떤 것들이 있나요?

- 여자 아이들보다 남자 아이들이 더 많이 탈장에 걸립니다.

- 어떤 탈장은 해롭지 않지만, 다른 종류의 탈장은 매우 해로울 수 있습니다. 아이에게 통증이 있고 열이 나거나 토하면 아이를 바로 의사에게 데려가십시오.

- 아기 배꼽 주변의 탈장 크기가 쿼터 동전보다 작을 경우에는 괜찮습니다. 아기가 걸을 수 있게 되면 저절로 없어질 것입니다.

- 배꼽 탈장이 있는 주변에 꽉 조이는 것을 해주지 마십시오. 그렇게 하면 아기의 피부가 상할 수도 있습니다.

# 게우기

## 무엇인가요?

먹인 직후에 아기가 위에 있는 액체를 한 모금에서 두 모금 정도 올리는 것을 말합니다. 많은 아기들이 먹은 후에 음식을 게웁니다. 트림을 하면서 게우는 경우도 있습니다.

## 어떤 증상이 있나요?

- 소량의 음식이 아기의 입에서 밖으로 흘러나옵니다.
- 아기가 게운 후에 식욕을 느낄 수도 있습니다.

## 집에서 무엇을 시도해 볼 수 있나요?

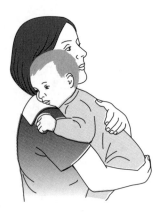

- 아기에게 더 적은 양을 먹이십시오.
- 먹이는 간격을 2시간으로 해 아기의 위가 비도록 해주십시오.
- 아기에게 모유나 우유를 많이 주었을 경우, 또는 1/2온스를 먹일 때마다 트림을 시키십시오.
- 먹인 후에 아기의 배를 누르지 마십시오.

# 게우기

- 아기를 먹이는 동안과 먹인 후에 아기가 조용하게 있을 수 있게 해주십시오. 아기의 머리를 배보다 높은 위치가 되도록 유지하십시오.

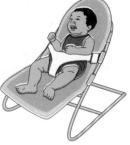

- 먹인 후에 아기를 똑바로 세운 자세로 잡아주십시오. 아기를 내려놔야 한다면, 아기를 아기의자에 앉히십시오.

- 아기의 배 주변에 기저귀를 너무 꽉 조이게 채우지 마십시오.

## 언제 의사나 간호사에게 연락해야 할까요?

- 게운 것에 피가 섞여있을 때.

- 아기가 게우면서 숨이 막히거나 기침할 때.

- 아기가 많은 양을 게우고 체중이 늘어나지 않을 때.

- 아기가 게울 때 나온 것이 아기로부터 몇 피트 떨어진 곳까지 가서 떨어질 때.

- 게우는 횟수가 점점 더 잦아지고 더 강하게 나올 때.

## 게우기에 대해서 알아야 하는 것에는 또 어떤 것들이 있나요?

- 한꺼번에 너무 많은 양을 아기에게 먹이는 것이 아기가 게우는 원인이 될 수 있습니다.

- 아기의 기저귀를 갈아주는 동안 두 다리를 가슴쪽으로 들어올려서 아기가 게울 수 있습니다.

- 게우는 것과 토하는 것은 다릅니다. 게우는 것은 먹인 직후에 일어납니다. 그것은 소량의 액체로 침같이 흘러 나옵니다.

# 게우기

- 아기가 10-12개월이 되면 게우기를 멈추거나 덜 하게 됩니다.

- 모유를 먹는 아기들은 분유를 먹는 아기보다 덜 게 워냅니다.

- 게운 것 때문에 생긴 얼룩은 베이킹 소다와 물에 담가 놓으십시오. 모유는 옷을 얼룩지게 하지 않습 니다.

# 위통

## 무엇인가요?

아이가 배가 아프다고 호소합니다.

## 어떤 증상이 있나요?

- 아이가 누워서 배를 잡고 있을 수 있습니다.
- 아이가 무릎을 배 쪽으로 끌어당길 수 있습니다.
- 아이가 통증 때문에 울거나 소리지를 수 있습니다.
- 아이가 토할 수 있습니다.
- 아이가 설사를 할 수도 있습니다.

## 집에서 무엇을 시도해 볼 수 있나요?

- 통증이 사라질 때까지 아이에게 음식이나 음료수를 아무것도 주지 **마십시오**.
- 아이를 눕게 하십시오. 아이가 심호흡을 해서 몸이 편안해지도록 도와주십시오.
- 아이의 배에 따뜻한 옷이나 히팅 패드를 올려놓아 주십시오.
- 아이에게 진통제는 절대로 주지 **마십시오**.

## 언제 의사나 간호사에게 연락해야 할까요?

- 2살 미만의 아이가 배에 통증이 있을 경우.
- 아이의 통증이 심하고 울음을 그치지 않을 때.
- 아이가 배를 쥐고 구부정한 자세로 걸을 때.
- 아이가 누운 채로 걷기 싫어할 때.

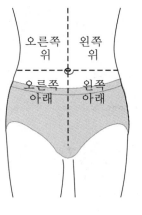

오른쪽
위

왼쪽
위

오른쪽
아래

왼쪽
아래

- 아이가 2시간 이상 오른쪽 아랫배에 통증이 있을 때.
- 아이의 대변에 피가 묻어 있을 때.
- 12시간 동안 배가 아팠다 안아팠다를 반복할 때. 통증이 구토나 설사에서 비롯된 것이 아닐 때.
- 아이가 배를 다쳤을 때.
- 만졌을 때 아이의 배가 딱딱하고 통증이 있을 경우.
- 아이가 열이 나고 많이 아플 때.
- 아이의 소변양이 매우 적을 때.
- 아이의 대변이 **커런트 젤리** 같이 생겼을 경우.

## 위통에 대해서 알아야 하는 것에는 또 어떤 것들이 있나요?

- 위통은 보통 2시간 이내로 없어집니다.
- 위의 통증에는 다음과 같은 여러 가지 원인이 있습니다.
  - 독감
  - 걱정
  - 변비
  - 과식
  - 상한 음식

# 구토

## 무엇인가요?

아이가 위에 들어있는 액체를 올려서 토하는 것입니다.

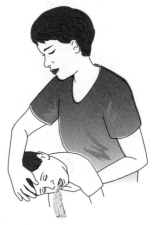

## 어떤 증상이 있나요?

- 토사물에는 아직 약간의 음식이 들어있을 수도 있고, 아니면 그냥 위액만 보일 수도 있습니다.

- 아이에게 열이 날 수 있습니다.

- 아이가 설사를 할 수도 있습니다.

- 아이가 위에 통증이 있을 수 있습니다.

## 집에서 무엇을 시도해 볼 수 있나요?

- 대야를 아이 옆에 놓고 머리를 뒤로 묶어주십시오.

- 아이가 토한 후, 이를 닦게 도와주십시오. 좋지않은 맛을 입에서 없앨 수 있습니다.

- 토한 후 2시간 동안 아이에게 아무 것도 주지 마십시오.

### 1살 이상의 아이의 경우

- 토하는 걸 멈추고 2시간 후에 소량의 투명한 음료수를 주십시오. 줄 수 있는 음료수에는 피디아라이트(Pedialyte), 인퍼라이트(Infalyte), 라이스라이트(Ricelyte), 또는 동종의 스토어 브랜드 음료수가 포함됩니다. 3-5분마다 1 테이블

스푼씩 주십시오. 나이가 든 아이들에게는 기포를 없앤 세븐업 (열어서 2시간 동안 그냥 둡니다), 젤로, 게토레이와 아이스바(팝시클)를 주십시오. 아이가 토하지 않으면 매시간 주는 양을 2배로 늘리십시오.

- 아이가 4시간 후에도 토하지 않으면 마실 것을 더 주어도 됩니다.

- 토하지 않은 상태에서 8시간이 지났을 때 부드러운 음식을 주기 시작 하십시오. 부드러운 음식에는 버터를 바르지 않은 토스트, 밥, 바나나, 애플 소스, 으깬 감자 등이 있습니다.

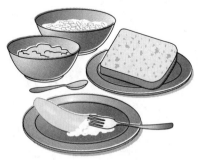

- 만일 부드러운 음식을 먹은 후 아이가 하루 동안 토하지 않으면 보통 때와 같이 음식을 주십시오. 며칠 동안은 고기, 우유, 기름기가 많은 음식은 주지 마십시오.

## 1살 미만의 아기의 경우

- 모유를 먹는 아기이면, 모유수유를 중단하지 마십시오. 추가로 아기에게 주는 특별한 물인 피디아라이트, 인퍼라이트, 라이스라이트 또는 동종의 스토어 브랜드 음료수를 병에 담아 주십시오.

- 우유를 먹는 아기인 경우, 조제분유(포뮬러)를 중단하십시오. 대신 아기에게 주는 특별한 물인 피디아라이트, 인퍼라이트, 라이스라이트 또는 동종의 스토어 브랜드 음료수를 병에 담아 주십시오.

- 아기가 토하지 않은지 3-4시간 후부터 조제분유를 주기 시작하십시오.

- 하루가 지난 후부터 보통 때와 같이 음식을 주십시오.

# 구토

## 언제 의사나 간호사에게 연락해야 할까요?

- 생후 3개월 이하의 아기가 토할 때.
- 아이가 6시간 동안 소변을 보지 않았을 때.
- 아이가 우는데 눈물이 나오지 않을 때.
- 토한 것에 피가 섞여있을 때.
- 아이가 심한 복통이 있을 때.
- 아이가 머리나 배를 뭔가로 맞은 후 토할 때.
- 아이가 사고 후 토했을 때.
- 아이가 매우 아파보일 때.
- 아이에게 심한 두통이 있을 때.
- 아이가 위에 액체를 계속 갖고 있지 못할 때.

## 구토증에 대해서 알아야 하는 것에는 또 어떤 것들이 있나요?

- 아기가 먹는 중 또는 먹은 후에 작은 양을 게울 때 (101 페이지를 참조하십시오). 이것은 구토가 아닙니다.
- 구토는 다른 병의 일부 증상으로 나타날 수 있습니다.
- 구토로 인하여 아이는 많은 체내 수분을 잃을 수도 있습니다. 이것을 탈진이라고 부릅니다.
- 탈진 증상들은 다음과 같습니다.
  - 건조한 입.
  - 쑥 늘어간 눈.
  - 6시간 동안 극히 적은 양의 소변을 보거나 전혀 보지 않을 때.
  - 소변 색깔이 어두운 노란색일 때.

■ 아이가 우는데 눈물이 나오지 않을 때.

■ 아기 머리의 부드러운 부분(대천문)이 내려 앉았을 때.

아기가 다음의 증상들 중 하나라도 보이면 바로 담당 의사에게 연락하십시오.

● 아이에게 붉은색 음료수나 음식을 주지 마십시오. 그렇게 할 경우 토사물이 피같이 보일 수도 있습니다.

● 아기가 심하게 토하는 경우 토사물이 코로 나올 수 있습니다. 그런 경우 흡입기구(suction bulb)를 사용해서 아기의 코 안을 깨끗이 해줄 수 있습니다 (77페이지를 참조하십시오).

# 야뇨증

## 노 트

_____

_____

_____

_____

_____

_____

_____

_____

_____

_____

_____

_____

_____

# 야뇨증

## 무엇인가요?

낮시간에는 아이가 소변을 가릴 수 있으나, 자는 동안에 침대에 오줌을 싸는 것을 말합니다. 많은 아이들이 밤에 침대를 적십니다. 이러한 아이들은 소변이 마려운 느낌이 있어도 깨지 않습니다.

## 어떤 증상이 있나요?

아침이나 밤중에 침대가 젖어 있는 것을 보게 됩니다.

## 집에서 무엇을 시도해 볼 수 있나요?

- 아이가 잠자리에 들기 2-3시간 전에 음료수를 마시지 않게 하십시오.
- 아이가 침대에 가기 직전에 소변을 보도록 하십시오.
- 당신이 잠자리에 들기 전에 아이를 화장실에 데려 가십시오.
- 알람을 맞추어 놓아 밤 사이에 1-2회 아이가 깨서 화장실에 가게 하십시오.

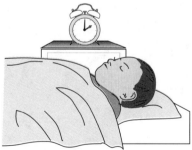

- 플라스틱 시트를 침대에 깔아서 매트리스를 보호 하십시오.
- 화장실 불을 켜 놓으십시오.
- 아이의 침대 곁에 간이변기를 놓아 보십시오.

- 아이에게 화를 내거나 놀리지 마십시오. 아이도 침대를 적시고 싶어하지 않습니다.
- 아이가 밤에 침대에 실수하지 않은 날은 칭찬을 해 주십시오.
- 아이가 기저귀를 원하는 경우가 아니라면, 기저귀 를 해주지 마십시오.

## 언제 의사나 간호사에게 연락해야 할까요?

- 아이에게 열이 나거나 위에 통증이 있을 때.
- 아이가 낮에도 옷을 적실 때.
- 아이가 소변 볼 때 통증을 느끼거나 따갑다고 느낄 때.
- 아이의 소변에 피가 섞여 나올 때.
- 아이가 음료수를 전보다 더 마시고 싶어할 때.
- 아이가 8살인데 아직도 밤에 침대를 적실 때.
- 야뇨증 알람에 대해 알고 계시는 것이 좋습니다. 이 알람은 아이들이 침대를 적시기 시작할 때 아이 들을 깨워줍니다.
- 아이가 6개월 동안 밤에 침대를 적시지 않다가 다 시 침대를 적시기 시작할 때.

## 야뇨증에 대해서 알아야 하는 것에는 또 어떤 것 들이 있나요?

- 대부분의 아이들은 7세나 8세가 되면 더 이상 침 대를 적시지 않습니다.
- 야뇨증은 십대까지도 지속되다 그 후 그칠 수도 있 습니다.

# 아이의 피부    10

# 수두

## 무엇인가요?

몸 전체에 붉은 반점, 물집과 딱지가 생기는 병입니다. 매우 가려울 수 있습니다. 수두는 다른 사람에게로 전염됩니다.

## 어떤 증상이 있나요?

* 열
* 아이가 피곤해 보입니다.
* 붉은 반점 또는 혹 위에 장미꽃잎 위의 이슬처럼 투명한 물집이 생깁니다.
* 3-5일 동안 새로운 반점들이 매일 생겨납니다.

## 집에서 무엇을 시도해 볼 수 있나요?

* 아이를 시원한 물로 목욕시켜 주십시오. 가려움증을 없애주기 위해서 목욕물에 베이킹 소다를 넣어 주십시오.
* 열이 있으면 타이레놀(Tylenol)을 주십시오. 라벨을 읽고 약의 복용량을 알아 보십시오. **절대로 아이에게 아스피린을 주지 마십시오.**
* 아이의 손톱을 깎아 주십시오.
* 아이가 붉은 반점들을 긁지 못하게 하십시오.

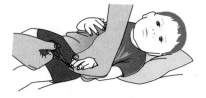

# 수두

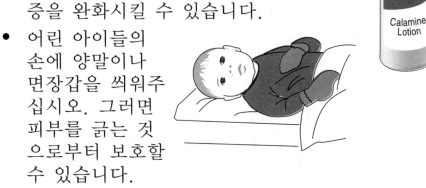

- 칼라마인(calamine) 로션을 붉은 부분에 발라주면 가려움 증을 완화시킬 수 있습니다.

- 어린 아이들의 손에 양말이나 면장갑을 씌워주 십시오. 그러면 피부를 긁는 것 으로부터 보호할 수 있습니다.

- 아이가 수두에 걸린 다른 사람들 곁에 가지 못하게 하십시오.

- 아이를 집안에만 있게 하고 햇빛이 없는 곳에 있게 하십시오.

## 언제 의사나 간호사에게 연락해야 할까요?

- 가려움증이 멎지 않을 때.

- 눈이나 음부에 물집이 생겼을 때.

- 아이가 다음과 같은 증상 중 단 하나에라도 해당될 경우.

  - 고열

  - 심한 두통

  - 구토

  - 심한 기침

  - 뻣뻣한 목

  - 발작

  - 기억력 감퇴

- 아이가 소변을 보면서 통증을 느낄 때.

- 반점들이 감염된 것처럼 보일 때, 다음의 상태가 나타날 수 있습니다.
  - 고름이 흘러나옴
  - 부음
  - 매우 빨갛게 됨
  - 매우 쑤시고 아픔
- 아이가 음료수를 마시지 않으려고 할 때. 아이의 소변양이 전보다 줄어들었을 때.
- 2-3일을 앓은 **후** 다시 새로 열이 날 때.

## 수두에 대해서 알아야 하는 것에는 또 어떤 것이 있습니까?

- 수두를 예방하는 주사가 있습니다. 이 주사는 한 살 이상의 아이에게 접종 가능합니다. 의사에게 이 주사에 대해 문의하십시오.
- 수두에 걸린 사람에게 가까이 간 후 아이가 수두에 걸리기까지 10-21일이 걸립니다.
- 대부분의 반점은 장기적으로 자국을 남기지 않고 없어집니다. 긁으면 상처 자국이 영구적으로 남을 수 있습니다.
- 아이들이 수두에 걸리고 나서 처음 약 7일 사이에 다른 사람들에게 옮길 수 있습니다. 이는 붉은 반점들이 생겨나기 전에도 일어날 수 있습니다.
- 아이가 수두에 걸렸을 때 처음에 수두 자국이라고 부르는 붉은 반점을 보게 됩니다. 이것들은 물집으로 변하고 난 후에 딱지로 변합니다.
- 수두 자국들이 모두 딱지로 변하고 나면, 아이는 더 이상 수두를 전염시키지 않습니다. 이 때 아이는 다시 학교로 돌아갈 수 있습니다.

# 기저귀 발진

## 무엇인가요?

아기의 엉덩이나 허벅지에 (기저귀에 덮이는 부분) 나는 빨갛고, 피부가 까진 듯 보이는 반점들입니다. 대부분의 아기들은 기저귀 발진이 있습니다. 젖은 기저귀가 대부분의 기저귀 발진의 원인을 제공합니다.

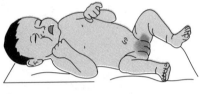

## 어떤 증상들을 보게 되나요?

- 기저귀 아래 빨갛고 까진 듯한 피부를 볼 수 있습니다.
- 붉은 반점들은 허벅지, 배, 등 부위로 퍼질 수 있습니다.

## 집에서 무엇을 시도해 볼 수 있나요?

- 기저귀는 젖으면 바로 갈아주십시오.
- 한 시간 마다 기저귀를 만져보고 밤에도 그렇게 하십시오. 젖었으면 갈아주십시오.
- 아기의 기저귀를 갈아줄 때마다 엉덩이 부분을 씻어주십시오. 따뜻한 물만 사용하십시오.
- 될 수 있으면 오랫동안 기저귀를 착용하지 않게 하십시오. 기저귀를 갈아줄 때마다 최소한 15분 동안 기저귀를 벗겨놔 주십시오.

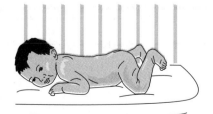

# 기저귀 발진

- 아기의 밑부분을 잘 말려주고 데스틴(Desitin)이나 아연화(zinc oxide) 연고를 발라주십시오.
- 비닐 재질의 바지를 입히지 마십시오. 피부가 계속 젖어있게 합니다.
- 아기용 물티슈를 사용하지 마십시오. 발진을 일으키고 아기의 피부를 아프게 할 수 있습니다.
- 다음과 같은 순한 비누를 물수건에 묻혀 사용하십시오.
  - 아이보리 스노우 (Ivory Snow)
  - 민감 피부용 팹 (Fab)
  - 베이비 소프트 (Baby Soft)
  - 드레프트 (Dreft)

## 언제 의사나 간호사에게 연락해야 할까요?

- 3일이 지났는데도 발진이 낫지 않을 때.
- 붉은 반점들이 기저귀 바깥 부분까지 퍼졌을 때.
- 붉은 반점들이
  - 점점 커질 때
  - 선명한 빨간색일 때
  - 물기가 많을 때
  - 열린 상처로 변할 때
  - 감염이 됐을 때
- 아기가 아파보일 때.
- 발진에서 윤이 많이 날 때.

## 기저귀 발진에 대해서 알아야 하는 것에는 또 어떤 것들이 있나요?

- 아기에게 기저귀 발진이 생기면 다른 브랜드의 기저귀를 사용해 보십시오.

- 파우더를 사용하면 기저귀 발진이 악화될 수 있습니다. 파우더는 사용하면 안됩니다.

- 소변이 피부에 닿으면 아프고 발진을 악화시킵니다. 아기를 항상 건조하고 청결하게 유지해 주십시오.

# 습진

## 무엇인가요?

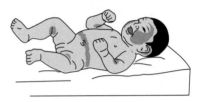

습진은 건조하고 간지러운 피부 증상입니다. 가족 사이에서 유전되는 병입니다. 보통 유아기와 어릴 때 더 심하게 나타납니다. 아이들이 자라면서 상태가 나아집니다.

## 어떤 증상이 있나요?

- 두 뺨과 귀 뒷부분, 팔꿈치 안쪽, 무릎 안쪽에 빨갛고 건조한 피부가 생깁니다.
- 피부에 작은 혹들이 나있는 것처럼 느껴집니다.
- 피부에서 투명한 액체가 스며나오고 그 위로 껍질이 생겨 덮힙니다.

## 집에서 무엇을 시도해 볼 수 있나요?

- 오래 뜨거운 물로 목욕을 하는 등 피부를 건조시키는 행위를 하지 마십시오.
- 아이를 시원한 물로 짧은 시간 동안 목욕시키십시오. 목욕을 5분 안에 끝내십시오. 비누는 피부를 건조하게 합니다. 도브(Dove)와 같이 순한 비누를 아주 약간만 사용하십시오.
- 목욕 후에 피부를 톡톡 두드려서 말리십시오. 수건으로 피부를 문지르지 마십시오.

# 습진

- 피부가 아직 젖어 있을때 크리스코(Crisco)를 발라주십시오. 하루에 3-4회 바르십시오.
- 옷 세탁시 순한 세제를 사용하십시오.
- 가려움증을 심하게 하는 것들은 만지거나 가까이 하지 마십시오. 아이에게 부드러운 면 소재의 옷을 입히십시오. 모직이나 몸에 달라 붙는 스판덱스 같은 옷은 입히지 마십시오.
- 아이가 긁지 못하게 하십시오. 손톱은 항상 짧게 유지하도록 하고 아이의 손도 깨끗하게 유지하도록 하십시오.
- 담당 의사가 크림을 처방해 주면 의사의 지시대로 사용하십시오. 베이비오일의 사용을 중단하지 마십시오.
- 밤에 가려움증을 없애주기 위해 베나드릴 (Benadryl)을 주십시오. 라벨을 읽어 적당한 복용량을 알아보십시오.

## 언제 의사나 간호사에게 연락해야 할까요?

- 발진이 감염증상을 보여서 빨갛게 되고, 고름이 나오고, 만졌을 때 뜨겁게 느껴질 때.
- 아이에게 열이 있을 때.
- 아이가 가려워서 잠을 자지 못할 때.
- 아이가 겉보기에 또는 행동하는 것이 아파보일 때.

## 습진에 대해서 알아야 하는 것에는 또 어떤 것들이 있나요?

- 아이들은 습진과 함께 천식과 같은 다른 병을 동시에 앓을 수 있습니다.

# 습진

- 의사에게 받은 크림이나 로션은 처음에 사용할 때 단기간 동안 아플 수도 있습니다.

- 특정 로션이 발진을 악화시킬 경우, 더 이상 그 로션을 사용하지 마십시오.

- 습진은 장기적으로 진행되는 피부염입니다. 한동안 상태가 좋아지다가 재발할 수도 있습니다.

- 춥고 건조한 기후가 습진을 악화시킬 수 있습니다.

# 머릿니

## 무엇인가요?

머릿속에서 사는 작은 벌레입니다. 이 벌레들은 집안의 모든 부분에 파고들 수 있습니다.

## 어떤 증상이 있나요?

- 가려운 머리.
- 빠르게 움직이는 회색 벌레들.
- 많은 벌레들을 목 뒤에서 발견할 수 있습니다.
- 이의 알(서캐)은 두피 가까운 부위의 머리카락에 풀처럼 붙어 있을 수 있습니다. 알들은 작고 하얀 점들 같이 보입니다.

## 집에서 무엇을 시도해 볼 수 있나요?

- 특별한 머리 샴푸로 씻고 헹구면 이를 죽일 수 있습니다. 약국에서 사실 수 있습니다. 다음의 것들을 사용해 보실 수 있습니다.
  - 닉스(NIX) 헤어 린스
  - 리드(RID) 샴푸
- 담당 의사에게 어떤 것을 써야하는지 문의하십시오. 의사에게 한 살 미만의 아기에게 이런 샴푸를 써도 괜찮은지 문의하십시오.
- 이 샴푸와 헤어 린스에는 독성 물질이 들어있습니다. 라벨을 읽고 주의해서 사용하십시오. 이 물건들은 아이들의 손이 닿지 않는 곳에 보관하십시오.

# 머릿니

- 이 샴푸를 온 가족이 모두 사용하십시오.
- 참빗을 사용하여 서캐를 머리카락에서 제거하십시오.

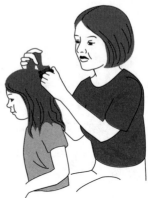

- 밝은 곳에서 해야 서캐를 잘 볼 수 있습니다. 머리카락이 젖었을 때 하얀 점들을 떼어내십시오. 머리에서 모든 점들이 다 떨어져 나가야 합니다.
- 모든 빗들과 브러쉬들, 헤어 밴드는 같은 샴푸와 뜨거운 물로 씻으십시오.
- 아이의 머리가 닿았던 시트, 쟈켓, 봉제 완구 장난감들과 다른 물건들도 씻으십시오. 뜨거운 물을 사용하십시오.
- 봉제 완구 장난감들은 드라이어에 넣어서 20분간 돌리면 이를 죽일 수 있습니다.

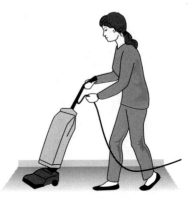

- 매트리스, 가구와 깔개들도 진공 청소기로 청소하십시오. 이렇게 하여 이가 다시 발생하는 것을 막을 수 있습니다.
- 차 안을 청소하는 것도 잊지 마십시오.

## 언제 의사나 간호사에게 연락해야 할까요?

- 집에서 쓴 방법으로 이를 없앨 수 없을 때.
- 머릿니가 계속 나올 때.
- 1살 미만의 아기에게 머릿니가 있는 경우.

## 머릿니에 대해서 알아야 하는 것에는 또 어떤 것들이 있나요?

- 머릿니는 아이를 깨끗하게 잘 돌봐준 경우에도 생길 수 있습니다.

- 아이에게 머릿니가 있으면 학교에 알리십시오. 그러면 같은 반 아이들이 검사를 받을 수 있습니다.

- 이는 머리에서 단기간 동안 살 수 있습니다. 집을 잘 청소하고 아이들이 이에 감염되지 않도록 하십시오.

- 이를 제거하는데 사용하는 샴푸가 모든 서캐들을 다 죽이지 못할 수도 있습니다. 머리에서 서캐들을 제거해야 합니다. 결이 촘촘한 참빗을 이용하십시오.

- 7일 동안 매일 집안에 있는 사람들의 머리를 확인하십시오. 필요하면 특별한 이 제거용 샴푸를 사용하십시오.

- 특별 샴푸로 머리를 감은 후 아이들은 학교로 돌아갈 수 있습니다. 머리에서 모든 점들이 다 떨어져 나가야 합니다.

- 살충제 스프레이를 집안이나 가구에 사용할 필요는 없습니다.

- 자녀들에게 머리에 관련된 물건을 다른 사람들과 나눠쓰지 않도록 가르치십시오. 이러한 물건에는 모자, 빗, 헤어밴드가 포함됩니다.

# 땀띠

## 무엇인가요?
아기의 몸 어느 부분에든 발생할 수 있는 작은 두드러기입니다.

## 어떤 증상이 있나요?
- 작은 크기의 붉은색 혹은 분홍색의 두드러기가 목, 등, 어깨에 나 있습니다.

## 집에서 무엇을 시도해 볼 수 있나요?
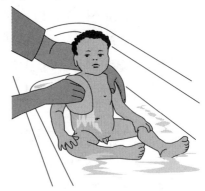

- 아기를 가볍게 입히고 크림이나 오일을 사용하지 마십시오.
- 아기에게 비누를 사용하지 말고 시원한 물로 목욕시키고 피부를 자연스럽게 공기에 말리십시오.

## 언제 의사나 간호사에게 연락해야 할까요?
- 땀띠가 악화되거나 두드러기의 크기가 커지고 물집이 잡힐 때.
- 땀띠가 3일 이내에 호전되지 않고 아이에게 열이 있을 때.

## 땀띠에 대해서 알아야 하는 것에는 또 어떤 것들이 있나요?

- 뾰루지라고도 불리는 땀띠는 대부분 더운 날씨에 발생합니다.

- 아이들은 추운 날씨에도 너무 덥게 옷을 입히면 땀띠가 생길 수 있습니다. 아이들의 피부에 크림이나 오일을 발라줬을 때 땀띠가 생기기도 합니다.

# 두드러기

## 무엇인가요?
음식, 곤충에 물리거나 다른 것에 의해 알레르기 반응을 보이는 것으로 피부에 붉은색이나 분홍색 반점들이 나타납니다.

## 어떤 증상이 있나요?
- 채찍 자국 같이 위로 부풀어 오른 다양한 사이즈의 붉은색이나 분홍색 반점들.
- 아이가 몹시 가려워 합니다.

## 집에서 무엇을 시도해 볼 수 있나요?
- 아이를 시원한 물로 목욕시키십시오.
- 두드러기에 칼라마인(calamine) 로션을 발라서 가려움증을 없애주십시오.
- 입으로 복용하는 (비알코올성) 베나드릴(Benadryl)을 주십시오.
- 아이에게 두드러기가 나게 하는 것을 멀리 하십시오. 아이가 무엇을 했거나 어떤 새로운 어떤 음식을 먹었는지 생각해 보십시오.

## 언제 의사나 간호사에게 연락해야 할까요?
- 아이가 숨쉬기 힘들어 하거나 삼키기 힘들어할 때 **911에 전화하십시오.**
- 아이의 혓바닥이 점점 커질 때.

142

# 두드러기

- 아이가 배(위)에 통증이 있거나, 열이 나거나, 관절통이 있을 때.
- 두드러기가 1-2일 동안 없어지지 않을 때.

## 두드러기에 대해서 알아야 하는 것에는 또 어떤 것들이 있나요?

- 98페이지에 나와있는 음식 알레르기에 대해 읽어 보십시오. 어떤 음식이 두드러기를 일으키는지 나와 있습니다.
- 아이에게 두드러기를 초래한 것이 무엇이었는지 알아내지 못할 수도 있습니다.

# 농가진 (감염된 종기)

## 무엇인가요?

피부의 감염으로, 쉽게 다른 사람에게로 퍼질 수 있습니다.

## 어떤 증상들을 보게 되나요?

- 몸의 어느 부위에서든지 빨간 종기가 생깁니다.
- 종기에서 분비물이 나오기 시작합니다. 그리고 나서 노란색이나 벌꿀색으로 변하고 껍질이 단단히 굳습니다.
- 종기들은 몸의 한 부분에서 다른 부위로 퍼질 수 있습니다.

## 집에서 무엇을 시도해 볼 수 있나요?

- 종기를 15-20분 동안 따뜻한 비눗물에 담그십시오. 하루에 두 세 차례 그렇게 하면, 딱딱한 표면이 제거됩니다.
- 베타딘(Betadine)과 같은 약품성 비누를 사용하십시오. 이 비누는 약국에서 사실 수 있습니다. 종기 부위를 가볍게 톡톡 두드려서 말리십시오.
- 폴리스포린(polysporin)과 같은 약품성 연고를 종기에 바르십시오. 딱딱한 표면이 제거된 후에도 하루에 두 세 차례 발라주십시오. 폴리스포린은 약국에서 사실 수 있습니다.
- 종기들을 깨끗한 붕대로 덮어주십시오. 아이가 종기를 만지거나 긁지 못하게 하십시오.

# 농가진 (감염된 종기)

- 치료를 위해 의사가 처방한 약을 필요로 하는 농가진도 있습니다. 담당 의사가 약을 처방한 경우, 의사가 설명한 방법대로만 약을 주십시오.
- 다음에 명시된 것과 같이 실천하여 농가진이 퍼지는 것을 막으십시오.
  - 아이의 종기 혹은 옷과 수건을 만진 후 비누로 손을 잘 씻으십시오.
  - 아이의 손을 잘 씻도록 하십시오. 아이의 손톱을 짧게 깎아 주십시오.
  - 아이의 손가락이 코 안에 들어가지 않게 하십시오.
  - 아이의 옷, 수건과 다른 물건들을 다른 사람들 물건에서 분리하십시오. 그것들을 비누와 뜨거운 물로 씻으십시오.

## 언제 의사나 간호사에게 연락해야 할까요?

- 아이가 농가진이 있다고 생각될 때.
- 종기가 점점 커질 때.
- 종기가 아이 몸의 다른 부분으로 옮겨갔을 때.
- 아이가 겉보기에 또는 행동하는 것이 아파보일 때.
- 아이의 관절들이 붓거나 쑤시고 아플 때. 관절에는 팔꿈치와 무릎이 포함됩니다.

## 농가진에 대해서 알아야 하는 것에는 또 어떤 것들이 있나요?

- 농가진은 다른 사람에게로 쉽게 전염됩니다. 이는 종기를 직접 만지거나 종기와 접촉한 물건들을 만지면서 전염될 수 있습니다.

# 농가진 (감염된 종기)

- 아이들은 종기를 덮는 옷을 입고, 사흘 이상 종기 치료를 받은 후 학교에 갈 수 있습니다.

- 농가진은 어린 아이를 매우 위독한 상태로 빠뜨릴 수 있습니다. 종기의 범위가 퍼져나가고 더 커지면 즉시 의사에게 아이를 데리고 가십시오.

- 농가진은 신생아에게 매우 해롭습니다. 아기를 만지기 전에 손을 철저히 씻으십시오. 농가진을 앓는 아이들이 아기나 아기용 물건들을 만지지 못하게 하십시오.

# 독성 덩굴 옻나무나 떡갈나무

## 무엇인가요?

덩굴 옻나무나 독성이 있는 떡갈나무를 만진 후 피부에 빨갛게 부풀어 오르는 발진이 일어나는 증상을 말합니다. 이 두 가지 종류의 식물들 중 한 가지와 접촉이 있었던 것들에 의해 발생될 수도 있습니다.

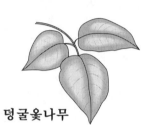

덩굴옻나무

## 어떤 증상이 있나요?

- 빨갛게 부풀어오른 혹들
- 가려운 발진
- 아이가 이 식물을 만지고 12-48시간 후에 발진이 나타납니다.

## 집에서 무엇을 시도해 볼 수 있나요?

- 아이가 덩굴 옻나무와 접촉한 경우, 다음의 것들을 해주십시오.
  - 즉시 피부 위로 많은 양의 물이 흐르도록 해주십시오.
  - 옷을 벗기십시오.
  - 비누와 물로 피부를 씻어 주십시오.

# 독성 덩굴 옻나무나 떡갈나무

- 이 식물과 닿은 옷과 다른 물건들도 비누와 뜨거운 물로 세탁하십시오.
  이 물건들을 만질 때는 고무장갑을 착용하십시오.

- 애완동물의 털에는 덩굴 옻나무의 일부가 붙어 있을 수 있습니다. 애완동물이 덩굴 옻이나 떡갈나무와 접촉이 있었다고 생각되면 목욕시켜 주십시오.

- 아이에게 가려운 발진이 일어나면 다음의 것들을 해주십시오.

  - 아이를 시원한 물로 목욕 시키십시오. 목욕 물에 아비노 오트밀 배쓰(Aveeno oatmeal bath)나 베이킹 소다를 넣으면 가려움증에 도움이 됩니다. 이러한 물품은 상점에서 살 수 있습니다.

  - 발진 위에 칼라마인(calamine) 로션을 바르십시오.

  - 집에서 발진에 바르는 약을 직접 만들 수도 있습니다. 3티스푼 베이킹 소다와 1티스푼의 물을 섞으십시오. 그렇게 만든 약을 발진 위에 바르십시오.

- 투명한 노란색 액체가 흘러나오는 발진인 경우, 다음 방법을 사용하십시오.

  - 2티스푼의 베이킹 소다와 4컵의 물을 섞으십시오.

  - 발진을 베이킹 소다물에 적신 수건으로 덮어주십시오. 하루에 네 번 수건으로 10분간 덮어주십시오.

# 독성 덩굴 옻나무나 떡갈나무

- 아이의 손톱을 짧게 깎아 주십시오. 아이가 발진을 긁지 못하게 하십시오.
- 당신의 손을 잘 씻으십시오. 당신의 얼굴을 만지지 마십시오.
- 가려움증이 있으면 베나드릴(Benadryl)을 주십시오 (라벨에 표시된 복용량을 확인하십시오.)

## 언제 의사나 간호사에게 연락해야 할까요?

- 아이에게서 열이 나고 아이의 얼굴이나 눈이 부어 있을 때.
- 아이의 사타구니, 겨드랑이와 양쪽 목 옆이 부어있을 때.
- 아이의 가려움증이 너무 심해서 아이가 잠을 자지 못할 때.
- 아이의 발진 부위가 빨갛거나 고름(진한 흰색, 노란색이나 초록색 액체)이 흘러나올 때.

## 덩굴 옻나무나 떡갈나무에 대해서 알아야 하는 것에는 또 어떤 것들이 있나요?

- 어린이들에게 독성이 있는 덩굴 옻나무와 떡갈나무가 어떻게 생겼는지 보여주십시오. 아이들에게 덩굴 옻나무와 떡갈나무를 만지면 안된다고 가르치십시오.
- 발진은 2-3주 정도 지속될 수 있습니다.

# 백선

## 무엇인가요?

백선은 피부, 두피, 발에 생기는 감염증입니다.

## 어떤 증상이 있나요?

- 둥그런 핑크색 얼룩.
- 얼룩이 커지면서 가운데 부분은 색깔이 없어집니다.
- 경계선은 부풀어오르고, 거칠어지며, 비늘 모양이 됩니다.
- 크기는 $\frac{1}{2}$인치에서 1인치 사이입니다.
- 치료받지 않으면 더 커질 수도 있습니다.
- 가려울 수 있습니다.

## 집에서 무엇을 시도해 볼 수 있나요?

- 항진균성 연고를 하루에 최소한 2차례 사용하십시오. 약국에서 사실 수 있습니다. 약사에게 항진균성 연고(antifungal cream)를 달라고 하십시오.
- 연고를 발진 부위 전체와 그 경계에서 최소한 1인치의 주변까지 발라주십시오.
- 발진이 없어진 후에도 최소한 7일 동안 발진 부위에 연고를 발라주십시오.
- 발진을 완전히 없애는 데에는 4주까지 걸릴 수 있습니다.

# 백선

## 언제 의사나 간호사에게 연락해야 할까요?

- 고름이 발진 부위에서 분비될 때.
- 3군데 이상 발생했을 때.
- 치료하고 1주일 후에도 백선이 계속 퍼질 때.
- 백선이 4주 안에 없어지지 않을 때.
- 아이의 두피에 백선이 생겼을 때.

## 백선에 대해서 알아야 하는 것에는 또 어떤 것들이 있나요?

- 피부의 백선은 직접 피부끼리 접촉하는 경우, 다른 아이로 옮겨갈 수 있습니다. 치료를 받고 48시간이 지난 후부터는 백선은 다른 사람에게 전염되지 않습니다.
- 피부의 백선 부위는 덮어줘야 합니다. 두피 백선은 덮지 않아도 됩니다.
- 백선을 덮어줄 경우, 아이들은 학교를 빠지지 않아도 됩니다.
- 아이가 옷, 모자, 빗, 브러쉬, 그 외 개인 소지품을 다른 사람들과 함께 쓰지 못하게 하십시오.
- 자주 손을 씻는 것이 백선의 전염을 차단하는데 도움이 됩니다.
- 백선이 퍼지는 것을 막기 위해서 아이의 손톱을 짧게 깎아주십시오.

# 옴

## 무엇인가요?

아주 작은 벌레에 의해 생기는 가려운 피부 발진.

## 어떤 증상이 있나요?

- 몸에서 작은 분홍색 혹들이 선모양을 이루며 퍼지는 것.
- 매우 가렵고 특히 밤에 심합니다.
- 발진은 종종 손가락, 손목, 겨드랑이, 허리, 음부에 나타납니다. 몸의 어느 부분에든 나타날 수 있습니다.
- 아기들은 발바닥이나 손바닥에 발진이 생길 수도 있습니다.
- 이 벌레들은 매우 작기 때문에 눈으로 볼 수 없습니다.

## 집에서 무엇을 해 볼 수 있나요?

- 담당 의사가 처방한 피부약을 몸 전체에 바르십시오.
- 담당 의사는 가족 모두가 피부약을 사용하도록 지시할 수도 있습니다.
- 모든 옷, 시트, 수건 등을 뜨거운 물로 세탁하십시오.

# 옴

## 언제 의사나 간호사에게 연락해야 할까요?

- 아이가 옴에 걸렸다고 생각될 때.
  피부약을 구하려면 의사의 처방전이 있어야
  합니다.

## 옴에 대해서 알아야 하는 것에는 또 어떤 것들이 있나요?

- 가려운 발진은 약을 사용한 후에도 1-2주 동안 지속될 수 있습니다.

- 이 작은 벌레는 가까이 있는 다른 사람에게 옮겨갈 수 있습니다. 벌레들은 또한 몸의 한 부위에서 다른 부위로 옮겨갈 수 있습니다.

- 이 벌레들은 눈으로 보이지 않습니다.

- 옴은 누구라도 걸릴 수 있습니다. 옴에 걸렸다는 것은 더럽거나 목욕을 하지 않는다는 뜻은 아닙니다.

# 햇빛 화상

## 무엇인가요?
피부가 햇볕에 의해 화상을 입는 것을 말합니다.

## 어떤 증상이 있나요?

- 1도 화상인 경우 피부가 빨갛게 되거나 분홍색이 됩니다.
- 2도 화상인 경우 피부에 물집이 생깁니다.
- 피부가 부풀어 오르며 쑤시고 아플 수 있습니다.

## 집에서 무엇을 해 볼 수 있나요?

- 아이를 시원한 물로 목욕시키십시오.
- 시원한 물수건을 햇볕에 탄 부위에 올려놓으십시오.
- 통증이 있으면 아이에게 타이레놀(Tylenol)을 주십시오. 라벨을 읽고 약의 복용량을 알아보십시오.
- 알로에 베라 젤이 통증에 도움이 됩니다.
- 햇빛화상을 입은 피부에는 버터, 연고, 벤조케인(benzocaine)과 같은 로션을 사용하지 마십시오.
- 아이에게 평소보다 더 많은 양의 물이나 음료수를 마시도록 하십시오.

- 며칠 동안 아이의 피부에 비누를 사용하지 마십시오.
- 아이에게 시원하고 부드러운 천으로 된 옷을 입히십시오.
- 물집을 터뜨리지 마십시오. 물집을 터뜨리면 감염이 될 수 있습니다. 물집이 터지면 순한 비누와 물로 그 부위를 씻고, 공기로 말리십시오.

## 언제 의사나 간호사에게 연락해야 할까요?

- 아이에게 열이 있을 때.
- 아이의 눈에 빛이 너무 강하게 느껴질 때.
- 아이의 통증이 심할 때.
- 아이의 피부에 물집들이 생겼을 때.

## 햇빛화상을 예방하기 위해서 무엇을 할 수 있을까요?

- 6개월 미만의 아기들은 항상 그늘에 있게 하십시오. 모자와 긴소매, 긴바지를 입혀서 아기를 보호하십시오.
- 6개월 미만의 아기에게는 자외선 차단 용품을 사용하지 마십시오.
- 아기들은 절대로 직사광선에 노출시키지 마십시오.
- 6개월 이상의 아이들에게는 자외선차단지수(SPF) 30 이상을 사용하십시오. 날씨가 흐린 날도 그렇게 해주십시오. 외출하기 최소한 30분 전에 자외선 차단제를 발라주십시오. 라벨을 읽고 용법에 따라 사용하십시오.

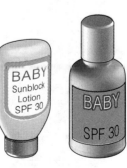

- 아이의 귀에도 자외선 차단제를 발라주십시오. 아이의 발등에도 발라주는 것을 잊지 마십시오.

- 머리숱이 적은 아이들은 모자를 쓰지 않을 경우, 자외선 차단제를 두피에도 발라주어야 합니다.

- 수영을 하거나 땀을 흘린 후 자외선 차단제를 다시 발라주십시오.

- 입술, 입 주변이나 손에는 자외선 차단제를 바르지 마십시오. 그렇게 하면 아이들이 선스크린 로션을 먹는 것을 방지할 수 있습니다. 아기 손이나 입 주변에 자외선 차단제가 묻었을 경우, 깨끗이 닦아주십시오.

- 아이의 눈도 햇빛화상을 입을 수 있습니다. 아이가 선글래스를 쓰고 얼굴에 그늘을 만드는 모자도 쓰게 해야합니다. 선글래스는 100% 자외선 차단 효과가 있어야 합니다.

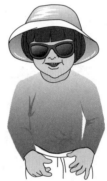

## 햇빛화상에 대해서 알아야 하는 것에는 또 어떤 것들이 있나요?

- 햇볕에 타는 것은 피부에 좋지 않습니다. 그로 인해 암에 걸릴 수 있습니다.

- 어떤 아이들은 단 15분 안에 심한 햇빛화상을 입기도 합니다. 아이가 밖에서는 항상 자외선 차단제를 사용하도록 하십시오.

- 아이가 차 안에 있는 동안에도 햇빛화상을 입을 수 있습니다. 창문 가리개를 사용하여 해가 아이에게 미치지 않도록 하십시오.

# 햇빛 화상

- 아이는 흐린 날에도 햇볕에 탈 수 있습니다. 구름이 있다고 해서 아이가 햇빛화상으로부터 안전한 것은 아닙니다. 아이가 바깥에 나갈 때마다 자외선 차단제를 바르고 모자를 쓰도록 하십시오.

- 아이가 가볍고 얇은 옷을 입었을 때도 햇볕에 탈 수 있습니다. 아이의 티셔츠나 바지에 자외선 차단제를 발라 주십시오.

- 아이는 젖은 옷을 통해서 햇볕에 탈 수 있습니다.

- 물은 햇볕을 더 강하게 합니다. 아이가 물 속에서 노는 동안에 햇볕에 심하게 탈 수 있습니다. 아이에게 자외선 차단제를 자주 발라주십시오. 아이가 햇볕을 받으며 물 속에서 놀게 하지 마십시오.

- 아이가 밖에 나갈 때는 항상 자외선 차단제를 바르도록 가르치십시오.

# 아이가 다쳤을 때 대처 방법

**노 트**

# 동물이나 사람에게 물림

## 무엇인가요?

사람이나 동물에게 물린 것. 동물에는 개, 고양이, 쥐, 그 외 동물들이 포함됩니다.

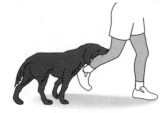

## 어떤 증상이 있나요?

- 피부에 이빨 자국이 보일 수 있습니다.
- 피부에 상처가 났을 수 있습니다. 어느 정도 피가 날 수도 있습니다.
- 그 부위가 따뜻하게 느껴지고 빨갛게 됐을 수 있습니다. 고름이 흘러나올 수도 있습니다.

## 집에서 무엇을 시도해 볼 수 있나요?

- 출혈이 있으면 깨끗한 천을 사용하여 상처 부위를 압박하십시오.
- 비누와 따뜻한 물로 피부를 씻어주십시오.
- 상처난 피부를 반창고나 붕대로 덮어 주십시오.
- 아이를 문 동물이 광견병 예방주사를 맞은 적이 있는지 확인하십시오.

## 언제 의사나 간호사에게 연락해야 할까요?

- 물린 자국이 피부를 뚫고 들어갔을 때.
- 야생 동물에게 물렸을 때.

- 예방 접종을 맞지 않았을 가능성이 있는 애완동물에게 물렸을 때.
- 동물이 이상하게 행동할 때.
- 동물의 입에서 거품이 나올 때.
- 아이가 열, 붉은색 피부, 통증이나 부어오르는 등 감염 증상들을 보일 때.

## 동물에게 물리는 것에 대해서 알아야 하는 것에는 또 어떤 것들이 있나요?

- 모든 애완 동물들은 광견병 예방접종을 받아야 합니다.
- 자녀에게 모르는 동물을 만지지 않도록 가르치십시오.
- 아이에게 먹이를 먹고 있는 동물 곁에는 가지 않도록 가르치십시오.

# 출혈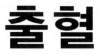

## 무엇인가요?

빠르게 피가 나오거나 흐르는 피가 잘 멎지 않는 것을 말합니다.

## 어떤 증상이 있나요?

- 선명한 빨간색 피가 피부의 상처에서 흘러나옵니다.
- 아이가 힘이 없어 보일 수 있습니다.
- 아이가 자신이 어디있는지 모를 수도 있습니다.
- 아이가 깊이 잠들 수도 있습니다(졸도 혹은 실신).

## 집에서 무엇을 시도해 볼 수 있나요?

- 아이를 눕게 하십시오.

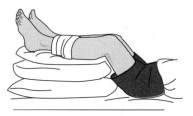

- 출혈부위를 심장보다 높게 하십시오.
- 아이를 계속 따뜻하게 유지해 주십시오.

162

# 출혈

- 상처나 종기에서 쉽게 닦아낼 수 있는 부분은 제거해 주십시오. 깊이 박혀있거나 쉽게 끄집어 낼 수 없는 것을 억지로 꺼내려고 하지 마십시오.

- 아무것도 잘라내려 하지 마십시오.

- 출혈이 있는 부위에 깨끗한 천을 덮고 세게 압박을 가하십시오.

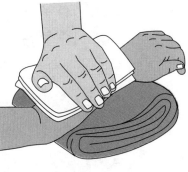

- 천이 피에 너무 많이 젖었으면 그 위에 다른 천을 올려 놓으십시오. 출혈부위에 먼저 올려 놓았던 천은 제거하지 마십시오.

- 멈추지 말고 압박을 가하되, 아플 정도로 심하게 압박하지 마십시오.

- 상처에서 뼈나 다른 무엇이 돌출되어 있으면 상처 주위를 압박하십시오. 상처의 바로 위는 누르지 마십시오.

- 출혈이 멈추지 않으면 심장과 출혈부위 사이의 지혈점에 압박을 가하십시오. 출혈부위에서 가장 가까운 지혈점을 선택하십시오.

## 언제 의사나 간호사에게 연락해야 할까요?

- 피가 철철 흘러 나오고 출혈을 멈출 수 없는 경우, **911에 연락하십시오**.

- 상처에서 뼈나 다른 무엇이 돌출되어 있을 때.

- 출혈 부위에 압박을 가해도 출혈이 멈추지 않을 때.

163

## 출혈에 대해서 알아야 하는 것에는 또 어떤 것들이 있나요?

- 아이에게 과다출혈이 있을 수 있습니다. 이것을 쇼크라고 합니다. **아이가 쇼크 증상 가운데 하나라도 보일 경우, 911에 연락하십시오.**

- **쇼크 증상은 다음과 같습니다.**

  - 동공이 커진다(눈 한가운데 있는 검은 부위).

  - 피부가 차갑고 축축하게 느껴진다.

  - 맥박(심장 박동)이 빠르고 약하다.

  - 숨을 빠르게 쉰다.

  - 아이가 속이 울렁거림을 느낀다(메스꺼움).

  - 아이가 토한다.

  - 아이가 마실 것을 원한다(**아이에게 마실 것을 절대 주지 마십시오**).

  - 아이가 자신이 어디있는지 모른다(혼돈 상태).

  - 아이가 힘이 없다.

  - 아이가 깊이 잠들어 깨울 수 없다.

# 골절

## 무엇인가요?

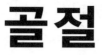

뼈에 금이 가거나 부러진 상태입니다.
넘어지거나 사고로 뼈가 부러질 수 있
습니다.

## 어떤 증상이 있나요?

- 아이의 통증이 심합니다.
- 부러진 뼈의 부위가 부어 오릅니다.
- 아이가 다리나 팔을 사용하기를 거부합니다.
- 피부 밑의 뼈가 구부러져 보입니다.
- 피부가 갈라졌으면 뼈가 보일 수도 있습니다.
- 넘어질 때 뼈 부러지는 소리가 들릴 수도
  있습니다.

## 집에서 무엇을 시도해 볼 수 있나요?

- 부러진 팔이나 다리에 부목
  을 대줍니다. 부목은 몸의 한
  부분이 움직이지 못하도록
  몸에 대고 묶어줄 수 있는 것
  이년 무엇이든 사용할 수 있
  습니다. 신문이나 잡지를 돌
  돌 말은 것이나 막대기 같은
  것을 부목으로 사용할 수 있습니다.

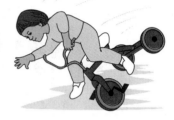

- 몸을 부목에 너무 꽉 조이게 묶어서 그 쪽으로 피
  가 통하지 못하게 하지는 마십시오.

- 아이의 다리뼈가 부러졌다고 생각되면 아이가 그 다리로 걷지 못하게 하십시오.

- 얼음이 통증과 붓기를 없애는 데에 도움이 됩니다. 얼음을 직접 피부에 대지 마십시오. 얼음을 수건으로 감싸십시오. 한 번에 5분을 넘지 않게 수건으로 싼 얼음을 얹어놓으십시오.

- 의사에게 보일 때까지 아이에게 음식이나 음료수를 절대 주지 마십시오.

- **지체하지 말고 아이를 담당 의사나 병원에 데려가십시오.** 골절된 부위는 의사가 바로 봐야 합니다.

## 언제 의사나 간호사에게 연락해야 할까요?

- 아이의 뼈가 부러졌다고 생각될 때.

## 뼈가 골절되는 것을 예방하기 위해서 무엇을 할 수 있을까요?

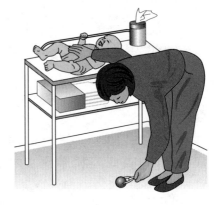

- 어린 아이는 단 몇 초라도 높은 곳에 혼자 두지 마십시오. 높은 장소에는 소파, 기저귀 가는 테이블이나 쇼핑카트도 포함됩니다. 아이가 떨어져 심하게 다칠 수 있습니다.

- 요람의 난간을 아기의 턱 부분까지 올라오게 항상 세워 두십시오.

- 보행기는 사용하지 마십시오. 아기가 균형을 잃고 넘어지거나 안전문을 뚫고 나갈 수 있습니다.

- 집 창문마다 안전 잠금장치를 설치하십시오. 아이가 창문을 열고 밖으로 떨어질 수 있습니다.

# 삐는 것에 대해서 알아야 하는 것에는 또 어떤 것들이 있나요?

- 담당 의사는 아이가 뼈를 삔 것이지 부러진 것은 아니라고 얘기할 수도 있습니다. 뼈를 삐는 것은 부러지는 것보다 덜 심각합니다. 뼈를 삔 경우, 아이는 많은 통증을 느낄 수 있습니다.

- 얼음은 통증과 붓기를 없애는 데에 도움이 됩니다. 얼음을 천에 싸서 삔 부위 위에 올려놓으십시오. 한 번에 5분을 넘지 않게 수건으로 싼 얼음을 얹어놓으십시오.

- 삔 부위의 관절을 몸보다 높게 베개 위에 올려놓으십시오. 아이가 다친 관절을 쓰지 못하게 하십시오.

- 통증이 있으면 아이에게 타일레놀을 주십시오. 라벨을 읽고 복용량을 알아보십시오.

- 담당 의사는 처음 24시간 동안 삔 부위에 히팅 패드를 대거나 따뜻한 물수건을 올려놓으라고 지시할 수도 있습니다.

- 3-4일 이내에 삔 부위가 나아지지 않으면 담당 의사나 간호사에게 연락하십시오.

# 타박상

## 무엇인가요?

피부에 생기는 어두운 색의 멍자국입니다. 피부 밑에서 출혈이 생기는 것이 원인입니다. 멍은 아이가 넘어지거나 다쳤을 때 생깁니다. 타박상으로 생긴 멍은 없어지는 데에 약 2주가 걸립니다.

## 어떤 증상이 있나요?

- 피부에 검은색, 갈색, 푸른색, 자주색, 초록색 또는 노란색 자국이 있습니다.
- 피부가 처음에는 붉은색으로 변할 수 있습니다.
- 혹이 보이거나 만져질 수 있습니다.

## 집에서 무엇을 시도해 볼 수 있나요?

- 대부분의 타박상은 따로 관리할 필요가 없습니다.
- 크게 멍이 든 부위에 얼음을 올려놓을 수 있습니다. 얼음은 천으로 싸십시오. 한 번에 5분을 넘지 않게 수건으로 싼 얼음을 얹어놓으십시오.
- 24-48시간 후에는 더운 것이 도움이 될 수 있습니다. 히팅 패드를 낮은 온도에 놓고 사용하던가 따뜻한 물수건을 사용하십시오.

# 타박상

## 언제 의사나 간호사에게 연락해야 할까요?

- 아이가 넘어지거나 다치지 않았는데도 멍자국이 생겼을 때.
- 뼈가 부러졌을지도 모른다는 생각이 들 때.
- 아이 몸의 여러 군데에서 멍을 발견하였을 때.

# 벌레에 물린 상처

## 무엇인가요?

벌레에 물려서 아프거나 가려운 자리. 아이를 물 수 있는 벌레들로는 벌, 진드기, 벼룩, 개미, 파리, 거미, 말벌, 모기나 기타 다른 곤충들이 있습니다.

## 어떤 증상이 있나요?

- 물린 부위가 커집니다 (부어오름).
- 붉은색을 띰.
- 아이의 몸 전체가 붉어지고 부어오를 수 있습니다.
- 아이가 숨쉬기 힘들어 할 수도 있습니다.

## 집에서 무엇을 시도해 볼 수 있나요?

- 피부에 벌레에서 나온 바늘 같은 침이 남아있을 수 있습니다. 손톱으로 살살 문지르면서 빼내십시오. 침이 부러지지 않도록 조심하십시오.
- 얼음은 천으로 싸십시오. 한 번에 5분을 넘지 않게 수건으로 싼 얼음을 물린 자리 위에 얹어놓으십시오.
- 베이킹 소다와 물을 섞어서 반죽을 만드십시오. 통증을 느끼는 아이의 물린 자리에 반죽을 발라주십시오.
- 칼라마인(calamine) 로션을 물린 자리에 발라 가려움증을 없애주십시오.

- 아이의 손톱을 깎아주십시오. 손톱을 짧게 해서 아이가 긁어도 다치지 않게 해주십시오.

## 언제 의사나 간호사에게 연락해야 할까요?

- 아이가 숨쉬기 힘들어 하거나 얼굴이 부어오르면 **911에 전화하십시오**. 이런 경우는 응급상황입니다.

- 아이의 몸 전체에 발진이 일어날 때. 아이가 물린 후 가렵고 그 부위가 부어오를 때. 이런 경우는 알레르기 반응이 나타난 것일 수도 있습니다.

- 감염 증상들이 나타날 경우도 있는데 부어오르거나, 물린 곳에서 고름이 나오거나 열이 나는 증상 등이 있습니다. 이런 증상들은 나중에 생길 수도 있습니다.

- 아이의 통증이 심할 때. 아이가 겉보기에나 행동하는 것이 아파보일 때.

- 생후 3개월 미만의 아기가 벌레에 물렸을 때.

## 벌레에 물리는 것에 대해서 알아야 하는 것에는 또 어떤 것들이 있나요?

- 아이에게 긴소매 셔츠와 긴바지를 입히십시오. 그렇게 하면 벌레에 물리는 것을 예방할 수 있습니다.

- 집 밖에 나갈 때는 향수나 달콤한 냄새가 나는 로션을 발라주지 마십시오.

- 곤충퇴치 스프레이를 하십시오. 라벨을 읽고 용법에 따라 사용하십시오. 얼굴에는 곤충퇴치 스프레이를 뿌리지 마십시오.

- 아이에게 벌집이나 다른 벌레들이 있는 곳에 가까이 가지 않도록 가르치십시오.

# 벌레에 물린 상처

- 벌레들이 어디 있는지 알아보십시오. 아이가 벼룩 또는 진드기가 있는 개니 고양이, 벌레가 있는 친구들 집을 멀리하게 하십시오.

- 해질 무렵 집 밖에 나가는 걸 삼가하십시오.

# 머리에 난 혹

## 무엇인가요?

아이가 무엇인가로 머리를 맞았을 때 생깁니다. 아이가 넘어져서 머리를 부딪혔을 때 생깁니다.

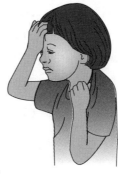

## 어떤 증상이 있나요?

- 아이의 머리에 큰 덩어리가 생겼을 수 있습니다.
- 머리에 상처가 나고 피가 나올 수도 있습니다.
- 아이가 발작(경련) 증상을 보일 수 있습니다.
- 아이가 잠시 기절(의식을 잃음)할 수도 있습니다.
- 아이가 토할 수도 있습니다.
- 아이가 혼돈스러워 할 수 있습니다.

## 집에서 무엇을 시도해 볼 수 있나요?

- 아이가 피를 흘리면 그 부위에 수건을 단단히 대고 10-15분 있으십시오.
- 혹에 얼음팩을 대어 주십시오. 적당량의 얼음을 천으로 싸서 사용할 수 있습니다.

# 머리에 난 혹

- 아이가 머리를 살짝 부딪혔을 수도 있습니다. 아이가 잠깐 울고나서 다시 잘 놀 수도 있습니다. 그런 경우에는 아이를 집에서 돌봐도 됩니다. 반드시 어딘가 이상이 있는지 주의해서 살펴보십시오. 질문사항이 있으면 바로 의사에게 연락하십시오.

- 처음 24시간 동안은 아이를 2시간마다 깨워보십시오. 아이의 눈에 변화가 있는지 살펴보십시오. 몸의 한쪽 부분에 힘이 없지는 않은지 확인해 보십시오. 구토를 하지는 않는지 지켜보십시오. 아이가 당연히 답을 알고 있을만한 질문을 해보십시오.

## 언제 의사나 간호사에게 연락해야 할까요?

- 아이가 넘어진 후 의식을 잃었을 때. 의식을 잃은 기간이 아주 짧을 수도 있습니다.
- 머리에 있는 상처에서 나는 피를 출 수 없을 때.
- 아이가 10분 이상 계속 울 때. 아이가 울음을 멈추지 않을 때.
- 아이가 발작(경련) 증상을 보일 때.
- 아이가 졸려할 때. 아이를 깨우기가 힘들 때.
- 아이가 전보다 사고나 이해력이 떨어질 때.
- 아이가 전처럼 말하거나 걷지 못할 때.
- 아이의 눈이 평소와 달라보일 때. 눈이 사시가 되거나 양 동공(눈 가운데 있는 검은 부위)의 크기가 다를 때.
- 아이의 귀나 코에서 피나 물이 나올 때.
- 아이가 세차게 토해내고 한 번 이상 토할 때.
- 아이가 혼돈스러워 하는 것처럼 보일 때.

# 머리에 난 혹

## 머리 부상을 예방하기 위해서 무엇을 할 수 있을까요?

- 특정 스포츠를 하는 경우 항상 아 이에게 헬멧을 씌워주십시오. 여 기에는 자전거, 롤러블레이드, 스 케이트보드, 스쿠터가 포함됩니다. 헬멧이 아이의 앞이마를 덮어야 합 니다.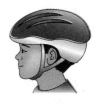

- 아이를 차의 뒷자석에 있게 하십시오. 뒷좌석이 아 이에게 가장 안전합니다. 운행중인 차 안에서 아이 는 항상 카시트(car seat)에 앉히거나 안전 벨트 를 해주십시오.

- 조수석 쪽에 에어백이 설치되어 있으면 아이가 절대 로 앞좌석에 앉게하면 안됩니다.

- 사용할 카시트는 아이의 나이와 체중에 따라 달라 지게 됩니다.

  - 20파운드까지의 아기 는 카시트에 앉히십시 오. 카시트는 차의 뒤를 향하도록 설치해야 합니 다. 카시트는 뒤로 기울 어져 있어야 합니다.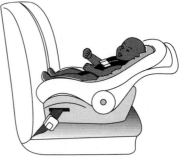

  - 체중이 20파운드가 넘고 **한 살이 된** 아기는 유 아용 카시트(toddler car seat)에 앉히십시오, 카시트는 차 뒷쪽을 향하도록 설치해야 합니다.

  - 아이를 언제부터 아동용 안전시트(booster seat)에 앉혀야 하는지는 주법에 명시되어 있 습니다. 담당 의사나 간호사와 확인하십시오.

# 머리에 난 혹

- 아이가 떨어질 수 있는 높은 장소에 절대로 아이를 혼자 두지 마십시오.

- 요람의 난간을 아기의 턱 부분까지 올라오게 항상 세워 두십시오.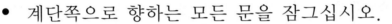

- 안전문을 설치해서 아이가 계단에 접근하지 못하게 하십시오.

- 계단쪽으로 향하는 모든 문을 잠그십시오.

- 절대로 아기를 흔들거나 때리지 마십시오. 아기의 뇌는 매우 약합니다. 흔들면 아기를 다치게 하거나 심지어 죽게 할 수도 있습니다.

# 화상

## 무엇인가요?

피부에 입는 부상입니다. 뜨거운 열, 뜨거운 액체, 증기, 가스, 전기 쇼크, 화학물 또는 방사선 등에 의해서 화상을 입을 수 있습니다. 화상에는 3가지 종류가 있습니다.

- 1도 화상 – 표피가 탄 경우입니다.
- 2도 화상 – 내피층까지 화상을 입은 경우입니다.
- 3도 화상 – 이는 매우 깊이 화상을 입은 경우입니다.

## 어떤 증상이 있나요?

- 피부가 붉은색이고, 만지면 뜨겁게 느껴지고 아플 수 있습니다.
- 피부는 붉은색 대신 흰색, 갈색 또는 검은색일 수도 있습니다.
- 피부가 부어있을 수 있습니다.
- 피부에 물집이 생겼을 수도 있습니다.

## 집에서 무엇을 시도해 볼 수 있나요?

- 기름에 의한 화재가 아닌 경우, 물을 사용해 불을 끌 수 있습니다.
- 기름에 의한 화재인 경우, 베이킹 소다나 소화기를 사용하십시오.

# 화상

- 아이의 옷에 불이 붙은 경우, 아이가 무서워서 달려갈 수 있습니다. 그런 경우 다음과 같은 조치를 취하십시오.

  - 아이를 빨리 잡으십시오. 땅바닥에 아이의 몸을 굴려서 불을 끄십시오.

  - 아이를 담요, 코트, 깔개 등으로 덮어서 불을 끄십시오.

  - 화상을 입은 피부에 즉시 찬물이 계속 흐르도록 합니다. 그러면 피부 화상 악화를 막을 수 있습니다. 이는 통증완화에도 도움이 됩니다.

  - 얼음을 직접 피부에 대지 마십시오.

  - 피부가 탄 옷에 들러 붙지 않은 경우, 입고 있는 옷을 벗겨 주십시오.

  - 피부에서 진물 같은 것이 나오면 그 부분을 깨끗한 천으로 덮어주십시오.

  - 피부가 건조하면 화상 부위를 차갑고 깨끗한 천으로 덮어주십시오.

- 화상 입은 부분에 버터, 기름 또는 파우더를 바르지 마십시오.

- 통증이 있으면 타이레놀(Tylenol)을 주십시오. 라벨을 읽고 복용량을 확인하십시오.

- 물집을 터뜨리지 마십시오. 물집이 터지면 비누와 물로 닦아주십시오. 물집을 깨끗한 천으로 덮어주십시오.

# 화상

## 언제 의사나 간호사에게 연락해야 할까요?

- 화상 부위가 아이의 손바닥보다 클 때.
- 피부에 물집이 생겼을 때.
- 얼굴이나 손, 발, 음부나 무릎과 같이 움직이는 관절부분에 화상을 입었을 때.
- 화상의 정도가 심하다고 생각될 때.
- 화상을 입은 피부가 흰색, 갈색 또는 검은색일 때.
- 부어오름, 고름, 열과 같이 감염 증상들이 나타날 때.
- 화상이 3일이 지나도 나아지지 않을 때.

## 화상을 예방하기 위해서 무엇을 할 수 있을까요?

- 연기 탐지기를 모든 침실과 복도에 설치하십시오. 4-6개월마다 새 배터리로 교체하십시오.
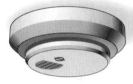
- 소화기를 구입하십시오. 소화기 사용법을 알아두십시오.
- 아이들에게 옷에 불이 붙었을 경우, 하던 것을 멈추고 땅에 빨리 몸을 굴리도록 가르치십시오.
- 온수기의 온도를 화씨 120도에 고정시켜 놓으십시오. 그렇게 하면 수도꼭지에서 나오는 뜨거운 물에 의한 화상을 방지할 수 있습니다.
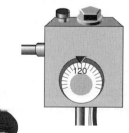
- 항상 목욕물의 온도를 팔꿈치로 확인하여 아이에게 적절한 온도인지 확인하십시오.

- 아이들을 스토브, 다리미, 고대기 등으로부터 떨어져 있게 하십시오. 사용하지 않는 전기기구는 전원을 끄고 전선을 뽑으십시오.

- 성냥, 라이터, 그 외 화상을 입힐 수 있는 물건들을 아이들의 손에 닿지 않는 곳에 보관하십시오.

- 아이들에게 성냥이나 다른 불을 낼 수 있는 것들을 갖고 놀면 안된다고 가르치십시오.

- 화재가 발생했을 경우, 어떻게 해야하는지 자녀들에게 가르치십시오.

- 아이들은 손을 뻗어 물건을 움켜잡기를 좋아합니다. 냄비 손잡이를 돌려놓아 아이들이 잡지 못하게 하십시오.

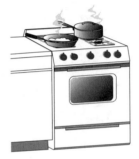

- 커피와 같은 뜨거운 음료수를 마시는 동안 절대로 아이를 안고있지 마십시오. 아이를 안은 상태로 스토브에서 요리를 하지 마십시오.

- 아이의 음료수 병이나 음식은 절대로 전자렌지를 사용하여 가열하지 마십시오. 그럴 경우 어떤 부분들은 너무 뜨거워져서 아이가 화상을 입을 수 있습니다.

# CPR (심폐소생술)

## 무엇인가요?

CPR은 아기나 어린이가 숨을 못쉬거나 심장이 멎을 때 해주어야 하는 것입니다. 아이는 익사, 전기쇼크, 목메임 등과 같은 원인으로 심장과 호흡이 멎을 수 있습니다. CPR을 해주면 아이에게 산소가 공급되어 몸 안에 피가 계속 돌게 합니다. 많은 사람들이 CPR을 실시해서 아이의 생명을 살릴 수 있었습니다.

CPR과 구강 대 구강 호흡법을 배우거나 질식하는 아이를 돕기 위해서 기본생명구조술(Basic Life Support)이라는 수업을 들으셔야 합니다. 미국 적십자사, 미국 심장 협회나 가까운 지역의 병원에서 이 교육을 실시합니다. 이 중 한 곳에 연락하여 교육을 받으려면 어떻게 해야 하는지 알아보십시오.

이 책은 응급 상황시 대처방법에 대해 알려드립니다. 그러나 정확한 CPR 시행을 위해서는 수업을 들으셔야 합니다. 수업 중 당신은 인형으로 연습하게 됩니다.

## 어떤 증상이 있나요?

- 아이의 피부가 매우 창백하거나 푸른색으로 보입니다.
- 가슴이 올라가고 내려가고 하는 움직임을 볼 수 없습니다.
- 아이가 움직이지 않습니다. 아이가 깊이 잠든 것 같이 보입니다.

# CPR (심폐소생술)

## 아기(1세 미만)에게는 무엇을 해주어야 합니까?

1. 아기를 깨우려고 해보십시오. 아기가 깨어나지 않으면 소리쳐서 도움을 요청하십시오. 주변 사람들에게 **911에 연락할 것을 요청하십시오.**

2. 아기를 바닥이나 식탁과 같이 딱딱한 표면 위에 등이 바닥에 닿게 똑바로 눕히십시오.

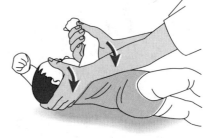

3. 한 손으로 아기의 턱을 잡아 올리고 다른 한 손으로 이마를 뒤로 밀어서 아기의 머리가 뒤로 젖혀지게 하십시오. 아기의 입을 닫지 마십시오.

4. 아기의 가슴을 보고 움직이는지 확인하십시오. 공기가 들어오고 나가는 소리가 나는지 잘 들어보십시오. 뺨을 아기의 입 가까이 대고 호흡이 뺨에 느껴지는지 확인하십시오.

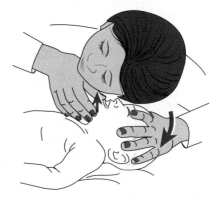

5. 아기가 숨을 쉬지 않으면 구강 대 구강 호흡법을 실시하십시오. 당신의 입을 벌리고 숨을 쉬십시오. 아기의 코와 입을 당신의 입으로 공기가 새어나가지 않게 완전히 덮으십시오.

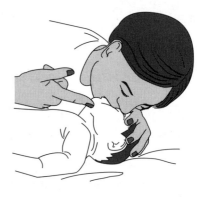

6. 아기에게 두 번 천천히 숨을 불어넣으십시오. 매 번 숨을 불어넣는 시간은 1.5-2초 정도로 하십시오. 아기에게 숨을 불어넣는 사이에 당신은 혼자서 숨을 쉬십시오. 아기의 가슴을 보고 가슴이 위 아래로 움직이는지 확인하십시오. 아기의 입이 열린 상태에서 머리를 뒤로 젖히십시오.

7. 아기의 코와 입에 숨을 들여보내는 첫 번째 시도에서 아기의 가슴이 오르내리게 하는데 성공하지 못했으면, 다시 시도하십시오. 두 번째 시도 후에도 아기의 가슴이 움직이지 않으면 58페이지에 나와있는 질식한 아기에게 할 수 있는 방법을 시도해 보십시오.

8. 맥을 짚어서 아기의 심장이 뛰는지 확인하십시오. 아기의 팔꿈치와 어깨 사이, 윗팔의 안쪽에 손가락 두 세 개를 올려놓으십시오. 손가락을 살짝 눌러서 맥박을 확인해 보십시오.

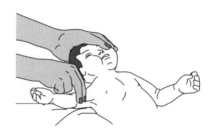

9. 맥박이 느껴지지 않으면 가슴에 압박을 가하기 시작하십시오. 아기의 양 젖꼭지 사이에 선을 그었다고 생각하고 그 중간에서 한 손가락 두께 아래쪽에 손가락 두 개나 세 개를 올려 놓으십시오. 아기의 가슴을 $\frac{1}{2}$ - 1인치 정도 내려가게 누르십시오.

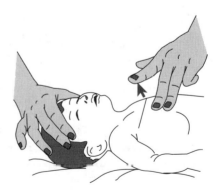

10. 5회 압박을 가하고 한 번 숨을 불어 넣으십시오. 1분에 최소한 20회의 속도로 숨을 불어넣고 1분에 100회의 속도로 압박을 실시하십시오. 소리내서 숫자를 세면 이 속도를 유지하는 데에 도움이 됩니다.

11. 1분간 CPR을 실시한 후에 아기의 맥박을 다시 측정해 보십시오. 맥박이 느껴지면, 가슴 압박을 중단하십시오. 뺨을 아기의 입에 가까이 대고 아기가 숨을 쉬고 있는지 확인하십시오.

12. 맥박이 느껴지지 않으면 계속해서 가슴에 압박을 가하십시오. 맥박이 있으나 숨을 쉬지 않으면 구강 대 구강 호흡법을 실시하십시오.

13. 아기가 괜찮아질 때까지 또는 다른 사람이 대신 아기에게 필요한 조치를 취할 때까지 CPR 실시를 중단하지 마십시오. 도와줄 사람이 아무도 오지 않으면 CPR을 1분간 실시한 후 **911에 연락하십시오.**

## 한 살 이상의 어린이에게는 무엇을 해주어야 합니까?

1. 아기를 깨워보십시오. 아이가 깨어나지 않으면 소리쳐서 도움을 요청하고 다른 사람이 **911에 연락하게 하십시오.**

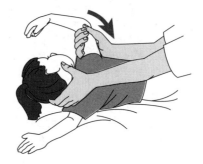

2. 아이를 바닥과 같이 딱딱한 표면에 등이 닿도록 해서 눕히십시오.

3. 한 손으로 아이의 턱을 잡아 올리고 다른 한 손으로 이마를 뒤로 밀어서 아기의 머리가 뒤로 젖혀지게 하십시오. 입을 닫지 마십시오.

4. 아이의 가슴을 보고 움직이는지 확인하십시오. 공기를 마시고 내쉬는 소리가 나는지 잘 들어 보십시오. 뺨을 아이의 입 가까이 대고 공기가 뺨에 느껴지는지 확인하십시오.

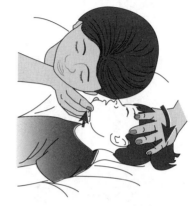

5. 아이가 숨을 쉬지 않으면 구강 대 구강 호흡법을 실시하십시오. 엄지 손가락과 집게 손가락으로 아이의 코를 잡아서 코를 막으십시오. 머리는 계속 뒤로 가게 잡아주십시오. 당신의 입을 벌리고 숨을 쉰 후 아이의 입을 덮으십시오. 아이의 입에 외부 공기가 새어들어가지 않게 당신의 입으로 완전히 막으십시오. 아이에게 두 번 천천히 숨을 불어넣으십시오. 아이에게 매번 숨을 불어넣는 시간은 1.5-2초 정도로 하십시오. 아이에게 숨을 불어넣는 사이에 당신은 혼자서 숨을 쉬십시오.

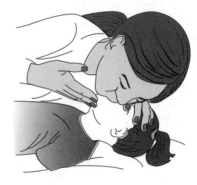

6. 아이의 가슴을 보고 가슴이 위 아래로 움직이는지 확인하십시오. 아이의 입이 열린 상태에서 머리를 뒤로 젖히십시오.

7. 아이의 코와 입에 숨을 들여보내는 첫 번째 시도에서 아기의 가슴이 오르내리게 하는데 성공하지 못했으면, 다시 시도 하십시오. 두 번째 시도 후에도 아이의 가슴이 움직이지 않으면 58페이지에 나와있는 질식한 아이에게 할 수 있는 방법을 시도해 보십시오.

8. 아이의 목 옆쪽에 손을 대서 맥박을 측정하여 아이의 심장이 뛰고 있는지 확인하십시오. 맥박을 느끼기 위해서는 아이의 턱 바로 아래 앞쪽에 있는 목젖(아담스 애플)에 손을 대십시오. 그리고 나서 손가락을 목 옆으로 옮기십시오. 손가락을 살짝 눌러서 맥박을 측정하십시오.

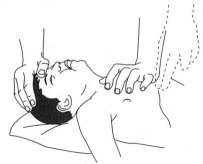

9. 맥박이 느껴지지 않으면 가슴에 압박을 가하기 시작하십시오. 손바닥 아랫부분을 가슴뼈의 절반 아랫부분에 올려놓으십시오. 아이의 가슴을 약 1/2-1인치 정도 내려가게 압박하십시오. 아이 옆에 무릎을 땅에 대고 윗몸을 세운 자세로 있어야 합니다.

10. 5회 압박을 가하십시오. 그리고 나서 한 번 숨을 불어넣으십시오. 1분에 최소한 20회의 속도로 숨을 불어넣고 1분에 100회의 속도로 압박을 실시하십시오. 소리내서 숫자를 세면 이 속도를 유지하는 데에 도움이 됩니다.

# CPR (심폐소생술)

11. 1분간 CPR을 실시한 후에 아이의 맥박을 다시 측정해보십시오. 맥박이 느껴지면, 가슴 압박을 중단하십시오. 아이가 숨을 쉬고 있는지 확인하십시오.

12. 맥박이 느껴지지 않으면, 계속 가슴에 압박을 가하십시오. 맥박이 있으나 숨을 쉬지 않으면 구강 대 구강 호흡법을 실시하십시오.

13. 아이가 괜찮아질 때까지 또는 다른 사람이 대신 아이에게 필요한 조치를 취할 때까지 CPR의 실시를 중단하지 마십시오. 도와줄 사람이 아무도 오지 않으면 CPR을 1분간 실시한 후 **911에 연락하십시오**.

## CPR에 대해서 알아야 하는 것에는 또 어떤 것들이 있나요?

- 미국 심장협회, 미국 적십자사, 병원에서 CPR을 가르칩니다. 응급상황이 발생했을 때 대처할 수 있도록 이 교육을 받으십시오.

- 아이가 맥박(심장박동)이 없거나 숨을 쉬지 않는 상태를 발견하는 즉시 CPR을 실시하십시오.

- 되도록 빨리 도움을 구하는 것이 중요합니다. 그러나 CPR을 먼저 1분간 실시하고, 아무도 도움을 주러 오지 않으면 그 때는 **911에 연락하십시오**.

- 아기나 아이가 맥박이 있으면, 가슴에 압박을 가하지 마십시오.

- 지금 아이의 맥박을 측정하는 법을 배워 두어서 나중에 필요할 때 적용할 수 있도록 하십시오.

# 상처와 찰과상

## 무엇인가요?

피부에 상처나 부상을 입은 상태입니다.

## 어떤 증상이 있나요?

- 피부가 붉어지고, 벗겨지고, 출혈이 있습니다.
- 어느 정도 피가 날 수도 있습니다.

## 집에서 무슨 조치를 취할 수 있습니까?

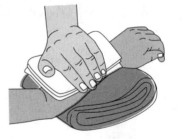

- 베인 상처를 깨끗한 천으로 10분간 눌러서 출혈을 멈추게 합니다.

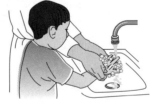

- 상처난 피부를 비누와 물로 잘 씻으십시오. 먼지나 흙 같은 이물질은 반드시 씻어서 제거하십시오.
- 상처를 깨끗이 유지하십시오. 베인 부분에다 폴리스포린(polysporin)과 같은 약품성 연고를 발라줄 수 있습니다. 폴리스포린은 약국에서 사실 수 있습니다. 상처난 부분을 일회용 반창고(Band-Aid)로 붙여주십시오.
- 매일 일회용 반창고를 새 것으로 갈아주십시오. 반창고가 더러워졌을 때마다 갈아주십시오.

- 하루에 최소한 한 번은 일회용 반창고를 떼어주십시오. 일회용 반창고가 들러붙어 떨어지지 않는 경우, 따뜻한 물로 불려서 떼어내십시오.
- 상처 부위가 감염되지 않았는지 확인해 보십시오. 감염이 되면 그 부위가 붉은색이 되고, 붓고, 고름이 나오는 증상들이 나타납니다.

## 언제 의사나 간호사에게 연락해야 할까요?

- 10분 동안 눌러도 피가 멎지 않을 때.
- 깊게 베여 상처난 피부 가장자리가 제대로 닫히지 않을 때.
- 아이가 파상풍 예방 주사를 맞을 필요가 있다고 생각될 때.
- 상처난 피부 근처에 붉은 줄들이 나타날 때.
- 상처 주위가 붓고 상처에서 고름이 나올 때.
- 상처 안에 이물질이 들어있는데 꺼낼 수가 없을 때.

## 상처와 찰과상에 대해서 알아야 하는 것에는 또 어떤 것들이 있나요?

- 대부분의 상처와 찰과상은 집에서 치료해도 쉽게 낫습니다.
- 출혈이 심하면 140페이지를 참조하십시오.

# 물에 빠짐

## 무엇인가요?

아이가 물에 빠져서 숨을 쉴 수 없는 상태입니다.

## 어떤 증상이 있나요?

- 아이의 얼굴이 물 속에 있습니다.
- 아이를 물 밖으로 꺼냈을 때 울거나 기침을 할 수 있습니다.
- 아이를 물 밖으로 꺼냈을 때 다리를 절고 숨을 쉬지 않고 있을 수 있습니다.

## 집에서 무엇을 시도해 볼 수 있나요?

- 아이를 물 밖으로 꺼내십시오.
- 큰소리로 도움을 요청하십시오. 다른 사람에게 **911에 연락하도록 요청하십시오**.
- 아이를 등이 바닥에 닿게 눕히십시오.
- 아이가 숨을 쉬고 있는지 확인하십시오 (155페이지를 참조하십시오).
- 아이가 숨을 쉬지 않으면 구강 대 구강 호흡법을 실시하십시오 (155 페이지를 참조하십시오).

## 언제 의사나 간호사에게 연락해야 할까요?

- 아이가 몇 초 이상 물 속에 있었을 때.

190

## 익사를 예방하기 위해서 무엇을 할 수 있을 까요?

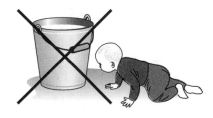

- 어린 아이는 양동이에 담긴 물처럼 매우 적은 양의 물 속에서도 익사할 수 있습니다. 물을 양동이에 담은 채 놔두지 마십시오.

- 아기 수영장을 사용하지 않을 때는 물을 빼놓으십시오.

- 어린 아이는 변기 물에 빠져서도 익사할 수 있습니다. 변기 뚜껑에 고리를 설치해 열리지 않게 하십시오. 화장실 문을 잠그거나 안전문을 사용하여 아기가 화장실에 들어가지 못하게 하십시오.

- 절대로 아이를 물 가까이 혼자 두지 마십시오. 단 몇 분이라도 위태로운 상황을 만들지 마십시오.

- 아이를 욕조에 혼자 남겨두지 마십시오. 단 몇 분이라도 위태로운 상황을 만들지 마십시오.

- 수영장, 스파, 연못, 그 외 물이 고여있는 곳 주위에 울타리를 설치하십시오.

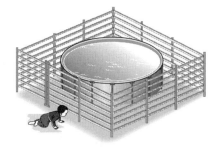

- 아이가 4살 정도가 되면 수영하는 법을 가르치십시오. **항상 아이 곁에 있어 주십시오.** 수영을 할 수 있는 아이도 익사할 수 있습니다.

# 물에 빠짐

- 아이가 물가에 혼자 가지 않도록 가르치십시오.
- 아이에게 항상 어른과 함께 수영하도록 가르치십시오.

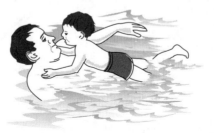

# 중독

## 무엇인가요?

아이가 몸을 아프게 하는 어떤 물질을 먹거나 마신 상태입니다. 아이를 중독되게 할 수 있는 것들이 많이 있습니다. 그런 것들에는 청소 제품, 비타민, 마약, 약품, 술, 페인트, 식물 등이 포함됩니다. 중독은 매우 심각할 수 있습니다. 아이가 죽을 수도 있습니다.

## 어떤 증상이 있나요?

- 아이가 독성물질이 든 병이나 용기를 갖고 있는 것을 발견합니다. 병은 열려 있거나 비어 있습니다.
- 아이의 입술이나 입 안이 따갑다고 합니다.
- 아이가 토할 것 같은 메스꺼움을 느낍니다.
- 아이가 이유 없이 토합니다.
- 아이가 잘 깨어나지 못합니다.
- 아이가 숨쉬기 힘들어 합니다.
- 아이의 배에 통증이 있습니다.
- 아이가 발작(경련) 증상을 보입니다.

## 집에서 무엇을 시도해 볼 수 있나요?

- 아이가 독성 물질을 삼켰다고 생각하면 침착함을 유지하십시오.

- 아이가 숨쉬기 힘들어하거나 아이가 깨어나지 않으면 **즉시 911에 연락하십시오**.

- 아이가 의식이 있으면 **즉시 독극물 통제센터 (poison control center)에 연락하십시오**. 미국 전역에서 사용할 수 있는 번호는 1-800-222-1212입니다. 이 번호를 적어서 전화기 옆에 놓아두어 필요할 때에 쓸 수 있도록 하십시오. 이 번호를 찾을 수 없으면, **911**이나 1-800-555-1212에 전화하여 독극물 통제센터의 전화번호를 알려 달라고 하십시오.

- 독극물 통제센터에 다음 사항을 알려주십시오.

  - 아이의 나이와 체중

  - 아이가 먹은 약이나 독극물의 이름 (알고 있을 경우)

  - 먹은 양 (알고 있을 경우)

  - 독을 먹은 시간

  - 당신의 이름과 전화번호

- 독극물 통제센터의 지시사항을 따르십시오.

- 토근 시럽(ipecac syrup)을 주지 **마십시오**. 아이가 토하게 만들지 **마십시오**.

- 독극물 통제센터의 지시가 없는 한, 아이에게 많은 양의 물을 마시게 하지 **마십시오**.

# 중독

## 독성 물질에 중독되는 것을 예방하기 위해 무엇을 할 수 있을까요?

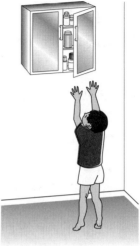

- 어린이에게 안전하도록 뚜껑이 달린 약을 사십시오.

- 약과 비타민을 아이의 손이 닿지 않는 곳에 보관하십시오.

- 외부 사람들이 당신의 집을 방문할 경우 약을 소지하고 있는지의 여부를 확인하십시오. 그 약을 아이의 손이 닿지 않는 곳에 보관하십시오.

- 절대로 아이들에게 약이 사탕이라고 말하지 마십시오.

- 아이에게 약을 줄 때마다 매번 라벨을 잘 읽으십시오. 밤에 많은 실수를 하게 됩니다. 전등을 켜고 약병의 라벨을 잘 살펴보십시오.

- 아이에게 다른 사람의 약을 주지 마십시오.

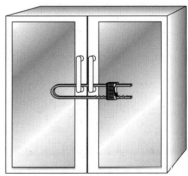

- 모든 청소 제품들과 다른 독성 물질을 열쇠로 잠글 수 있는 장 안에 보관하십시오. 아이가 그런 품제들을 먹을 수도 있습니다.

- 비누, 청소 용품 또는 다른 유사한 제품들을 부엌이나 목욕탕 싱크 밑에 보관하지 마십시오.

- 모든 것을 항상 원래의 용기에 보관하십시오. 독성 물질을 음식물 담는 용기나 병에 넣어 보관하지 마십시오.
- 아이가 낡은 페인트 칠을 벗겨서 먹지 못하게 하십시오. 아이가 납 중독에 걸릴 수도 있습니다.
- 표백제와 암모니아와 같은 청소용 세제를 절대로 혼합하지 마십시오. 혼합할 경우, 독한 가스가 발생하여 당신이 매우 위독해질 수도 있습니다.
- 아이 앞에서 약을 복용하지 마십시오. 아이가 따라 하고 싶어서 약을 먹을 수도 있습니다.

## 중독에 대해서 알아야 하는 것에는 또 어떤 것이 있습니까?

- 아이가 독성 물질에 중독되었을 경우, 어떻게 해야 하는지 아이의 베이비시터에게 가르치십시오.
- 아이에게 **911에 연락하는 방법을** 가르쳐주십시오.
- 아이가 집 주변이나 바깥에서 특정 식물을 먹었을 때에도 중독이 일어날 수 있습니다. 독성의 유무가 확실하지 않은 식물 근처에 아이가 가지 못하게 하십시오. 확실치 않으면 담당의사나 간호사에게 문의하십시오.
- 냄새가 나고 증기가 나오는 독한 세재를 사용할 때는 팬을 틀고 창문을 다 열어 놓으십시오.
- 살충제나 다른 화학 약품을 스프레이할 때는 장갑, 긴바지, 긴소매 상의와 양말을 착용하십시오. 아이가 가까이 오지 못하게 하십시오.
- 차고나 텐트와 같이 작은 공간이나 통풍이 잘 안되는 방에서 연료나 숯을 태우거나 가스엔진을 사용하지 마십시오.

# 어휘 목록

## ㄱ

- **가습기** – 공기로 수증기를 뿜어내는 기계.
- **간접 흡연** – 담배연기가 포함된 공기를 들이마심.
- **간질 경련** – 몸 전체나 일부를 갑자기 움직이는 현상으로 당사자가 몸을 조절할 수 없는 상태. '경련'이라고도 부른다.
- **경련** – 스스로 조절하거나 억제할 수 없는 근육 수축 현상.
- **껍질이 딱딱함** – 건조된 낡은 피부나 체액.
- **고름** – 체내의 감염된 부분에서 몸 밖으로 흘러나오는 농도 진한 액체. 이 액체는 보통 노란색이나 초록색이고 좋지않은 냄새가 난다.
- **고막** – 귀 속 깊숙히 들어있는 얇은 피부로 소리가 나면 움직여서 듣는 것을 돕는 역할을 한다.
- **고무 젖꼭지** – 아기를 달래기 위해서 아기가 빨게 하는 젖꼭지.
- **구강** – 입을 지칭함.
- **기관** – 목구멍 뒤에서 폐로 통하는 관.
- **기도** – 목구멍 뒤에서 폐로 통하는 숨쉬는 관.

## ㄴ

- **눈꺼풀** – 눈을 덮은 피부

# 어휘 목록

## ㄷ

- **딱지** – 종기, 여드름이나 상처가 아물면서 피부에 형성되는 딱딱한 갈색의 껍질.
- **떨다** – 춥거나 열이 나서 몸이 흔들리는 것.
- **독** – 몸 안에 들어가면 몸을 아프게 하는것.
- **동공** – 눈 가운데의 검은 점.

## ㄹ

- **라벨** – 약병에 붙은 복용에 대한 설명이 적힌 종이. 이 종이에는 병에 어떤 약이 들어 있는지와 그 약에 대한 기타 사항도 설명되어 다있. 약을 주기 전에 항상 라벨을 읽어야 한다.

## ㅁ

- **맥박** – 심장박동에 의해 피가 몸을 통해 순환되는 것.
- **면역 예방 접종** – 어떤 종류의 질병으로부터 보호하기 위하여 일정한 시기에 접종받는 주사.
- **물집** – 피부가 불거지면서 물 같은 액체가 차있는 상태.
- **미지근한 물** – 뜨겁지도 차지도 않은 물. 몸의 온도와 같은 온도로 느껴진다.

## ㅂ

- **바이러스** – 육안으로 보이지 않는 매우 작은 것으로 사람들 사이에 퍼져서 몸을 아프게 하는것.
- **바이러스성** – 바이러스에 관련된.
- **박테리아** – 몸을 아프게 하는 병균.
- **발작** – 몸 전체나 일부를 갑자기 움직이는 현상으로 당사자가 몸을 조절할 수 없는 상태. 간질 또는 발작이라고도 부른다.

# 어휘 목록

- **발작성 기침** – 오랫동안 멈출 수 없는 기침.
- **발진** – 피부에 난 붉은색 반점들.
- **배꼽** – 배의 복판에 있는 단추 모양으로 움푹 들어간 것. 원래는 탯줄이 부착되어 있던 곳이다.
- **배변** – 몸에서 고체의 노폐물을 내보내는 방법. 대변 이라고도 부름.
- **백선** – 피부, 두피나 발의 감염.
- **백신** – 사람들이 심한 병에 걸리지 않도록 일정한 연령 에 접종받는 주사. '면역 예방주사' 라고도 부름.
- **벌어지다** – 넓게 열리다.
- **병균** – 눈에 보이지 않는 것으로 몸을 아프게 한다.
- **부풀어 오름** – 붓거나 튀어나옴.
- **부상** – 다치는 것.
- **부음** – 한 부분이 커지는 것.
- **불소** – 물에 들어있는 것으로 이를 튼튼히 해준다.

## ㅅ

- **사타구니** – 몸 앞부분의 다리 사이. 몸과 다리가 연결 되는 부위.
- **삼키다** – 음식을 입에서 위 안으로 옮기는 일.
- **상승** – 위로 들어올림. 높은 곳에 둠.
- **샴푸** – 머리에 사용하는 비누.
- **석션 벌브** – 코에서 점액를 빨아내는 데에 쓰이는 기구.
- **썩다** – 부패하다.
- **소독용 알코올** – 체온계 등을 깨끗이 하는 투명한 액체.
- **소변** – 오줌. 몸에서 배출되는 액체 노폐물.

# 어휘 목록

- **쇼크** – 매우 좋지않은 몸 상태로, 약함, 의식불명, 식은땀, 약한 맥박 등의 증상이 나타난다.
- **수은** – 체온계 안에 든 은색 줄. 화학 물질.
- **스며나옴** – 액채가 서서히 밖으로 나옴.
- **스폰지 목욕** – 욕조 밖에서 천을 사용하여 하는 목욕.

ㅇ

- **알레르기** – 약, 음식, 식물, 먼지나 다른 물질에 의해 아프게 됨 (가려움증, 재채기, 두드러기, 호흡곤란이나 의식 불명 포함).
- **액와** – 팔 밑 또는 겨드랑이.
- **약** – 몸 상태가 나아지도록 하기 위해서 몸 안으로 투여하거나 몸 밖에 바르는 것.
- **약국** – 약품을 살 수 있는 가게.
- **약사** – 담당 의사가 처방한 약을 전달하는 사람. 약사는 처방약이나 다른 건강제품의 구입을 도울 수 있다.
- **양모** – 천 소재의 일종으로 매우 따뜻하다.
- **어지러움** – 방이 빙글빙글 돌거나 회전하는 느낌.
- **여드름** – 피부에 나는 작은 빨간색이나 흰색 뾰루지.
- **연고** – 피부에 바르거나 눈에 넣는 약.
- **연기 탐지기** – 불이나 연기가 있을 때 시끄러운 소리를 울리는 기계.
- **열** – 몸이 정상보다 뜨겁게 느껴진다.
- **오줌** – 소변. 몸에서 배출되는 액체 노폐물.
- **오한** – 춥게 느껴지며 몸을 떨게 됨.
- **위** – 몸에서 음식이 들어가는 부분. 과거에는 배 전체를 다 의미하기도 했다.
- **의식 불명** – 누군가를 깨울 수 없는 상태.

- **이관** – 작은 플라스틱 관으로 의사가 귀 안의 액체를 몸 밖으로 내보내기 위해 고막 안에 넣는다.

## ㅈ

- **자극을 받음** – 예민하게 아픈 부위.
- **자외선 보호제** – 피부를 태양으로부터 보호하는 자외선 차단제에 함유된 것.
- **자외선 차단제** – 햇볕에 타는 것을 방지하기 위해 피부에 바르는 로션.
- **잠든 것 같은 의식 불명** – 깨울 수 없는 상태.
- **점액** – 농도가 진한 액체로 코, 목구멍과 몸의 다른 부분을 보호하기 위하여 몸에서 만들어낸다. 점액은 몸이 아플 때 몸 밖으로 흘러나오기도 한다.
- **졸도하다** – 힘이 없는 것처럼 느껴지면서 바닥에 쓰러진다.
- **주사** – 피부를 바늘로 찔러서 약을 몸에 투여하는 방법.
- **직장** – 대변이 나오는 곳.
- **직장의** – 항문을 지칭함.
- **질병** – 아프거나 병에 걸린 상태.

## ㅊ

- **처방전** – 의사의 약 주문서.
- **처방전 없이 사는 약** – 의사의 주문(처방전) 없이 직접 살 수 있는 약들.
- **천식** – 기도나 기관이 수축되는 병. 원인으로는 감기나 연기, 먼지, 애완견이나 아이가 부작용을 일으키는 다른 물질에 의해 발생한다.
- **체온** – 몸에서 나는 열의 온도.

# 어휘 목록

- **체온계** – 몸의 열이 어느 정도인지 측정하기 위해 사용하는 기구.
- **충치** – 부패로 인해 이빨에 생긴 구멍.
- **치과의사** – 이를 치료하는 의사.
- **치아 부패** – 이가 썩는 것.
- **침을 흘림** – 액체가 입 밖으로 나옴.

## ㅋ

- **콧구멍** – 코에 있는 열린 구멍.

## ㅌ

- **탈진** – 몸에서 수분을 너무 많이 잃어버린 상태.

## ㅍ

- **치실** – 이와 이 사이를 청소하는 데에 쓰는 실.

## ㅎ

- **항생제** – 감염을 일으킨 균을 죽이기 위해 의사가 처방하는 약.
- **호흡** – 공기를 폐로 들여보내고 내보냄.
- **흐릿함** – 선명하게 보이지 않음.
- **혼수 상태** – 깊이 잠이 든 것 같은 상태로 병이나 부상의 원인으로 발생한다.

# 이 책에 나오는 단어들 ㄱ에서 ㅎ까지

# 감사드리고 싶은 사람들

이 책이 나오기까지 도움을 주신 다음의 분들에게 감사를 표합니다.

Corby Bashaw

Gloria J. Bateman

Albert Barnett, MD

Linda Bednar

Stephanie Renee Booth, MD

Margaret Brady, PhD, RN, CPNP

Ben A. Carlsen, Ed.D.

Lisa Deer

Robin King-Dodge

Dinesh Ghiya, MD

Diane Hebert, MPH

Marian Henry, RRT, MPH, CHES

Nancy Izuno

Laura Johnson

Nai Kang, MPH, CHES

Gary F. Krieger, MD

Rita London

Victor London

Patricia Lovera

Judith Whitney Leonard, RN, MSN, CPNP

Dana Mann, MPH, CHES

Carol Mathews, MPH

Thomas R. Mayer, MD

Nancy McDade

Dora L. McMillan

Ruby Raya-Morones, MD, MPH

Chawn Naughton

Michael O'Neal

Greg Perez, BS

Dolores Ramos, RDH, BS

Philip Rapa

Gary Richwald, MD, MPH

Audrey Riffenburgh, MA

Steven Rosenberg, MD, MPH

Nancy Rushton, RN, BSN

Duane Saikami, Pharm.D.

Alma Sanchez

Suzanne Snyder

Carole Talan, Ed.D.

Robert Vouga, MA, Ed.D.

Elaine Weiner, RN, MPH

Jacqueline Zazueta

# 이 시리즈의 다른 책들

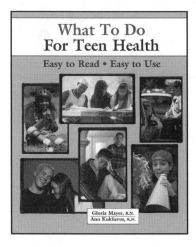

ISBN 0-9701245-2-X
$12.95

## What To Do For Teen Health

십대의 시기는 본인에게나 부모에게 모두 어려운 시기입니다. 당신은 십대 자녀들을 돕기 위해 많은 것을 할 수 있습니다. 마침내 두 간호사들에 의해서 쉽게 읽고 쉽게 사용할 수 있는 책이 집필되었습니다. 이 책에는 다음과 같은 내용들이 담겨있습니다.

- 십대에 몸에 일어날 수 있는 변화들
- 십대를 어떻게 준비해야 하나.
- 십대 자녀와 대화하는 방법.
- 십대 자녀와 더 가까워지기 위해 할 수 있는 일.
- 십대 자녀가 학교에서 성공하도록 돕는 방법.
- 데이트와 성에 관한 모든 것.
- 십대 자녀를 안전하게 보호하는 방법.
- 문제가 생겼음을 알 수 있는 경고 징후들과 도움을 청할 수 있는 곳.

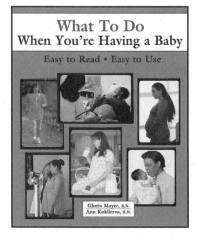

ISBN 0-9701245-6-2
$12.95

## What To Do When You're Having a Baby

건강한 아기를 낳기 위해서 해야하는 여러 가지 일들이 있습니다. 마침내 두 간호사들이 쉽게 읽고, 쉽게 사용할 수 있는 책을 집필하였습니다.

- 임신을 준비하는 방법.
- 임신 중에 필요한 건강 관리법.
- 임신 중 해서는 안되는 것들.
- 건강한 아기를 낳기 위해 산모 자신을 돌보는 방법.
- 매 달 변하는 당신의 몸.
- 더 기분이 좋아지기 위해서 할 수 있는 간단한 일들.
- 문제가 있을 때 나타나는 경고 징후들과 대응 방법.
- 진통과 분만에 대한 모든 것.
- 새로 태어난 아기를 먹이고 돌보는 방법.

**스페인어판도 있습니다.**
**주문을 원하시면 (800) 434-4633로 전화하십시오.**

# 이 시리즈의 다른 책들

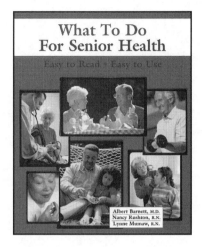

ISBN 0-9701245-4-6
$12.95

## What To Do For Senior Health*

노년기에 스스로의 건강을 책임지고 지키기 위해 할 수 있는 여러 가지 일이 있습니다. 이 책에는 다음과 같은 내용들이 담겨있습니다.

- 나이가 들면서 몸에 일어나는 변화.
- 노인들에게 흔히 나타나는 건강 문제들.
- 건강 보험에 대해 고려해야 할 점들.
- 의사와 건강 보험을 선택하는 방법.
- 약의 구매와 복용.
- 넘어지는 일이나 사고를 예방하기 위해서 할 수 있는 간단한 것들.
- 건강 유지를 위해 할 수 있는 일.

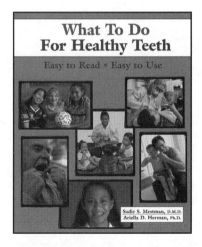

ISBN 0-9701248-0-2
$12.95

## What To Do For Healthy Teeth

어렸을 때부터 치아를 잘 관리하는 것은 중요한 일입니다. 이 책은 그 방법을 설명해 드립니다. 또한 이 책은 치아와 잇몸에 대한 모든 설명을 담고 있고 치과 의사가 당신의 치아를 건강하게 유지하기 위해서 무엇을 해주는지 설명합니다.

- 이와 잇몸을 관리하는 방법.
- 이와 잇몸을 돌보기 위해 해야하는 일.
- 임신 중 치아 관리.
- 자녀의 치아 관리.
- 언제 치과의사에게 연락해야 하는가.
- 치과의사 방문시 무엇을 해야 하는가.
- 노인의 치아 관리.
- 입이나 치아에 부상을 입었을 경우의 대처 방법.

스페인어판도 있습니다
*베트남어판도 있습니다
주문을 원하시면 (800) 434-4633로 전화하십시오.